新时代"妇儿健康·优生科学"科普丛书

总主编 左伋

家庭孕育计划 和产后康复

李力 郑秀惠 主编

世界图书出版公司

上海·西安·北京·广州

图书在版编目（CIP）数据

家庭孕育计划和产后康复/李力，郑秀惠主编.—
上海：上海世界图书出版公司，2019.11
ISBN 978-7-5192-6770-4

Ⅰ.①家… Ⅱ.①李…②郑… Ⅲ.①优生优育—基本
知识②妊娠期—妇幼保健—基本知识③产褥期—妇
幼保健—基本知识 Ⅳ.①R169.1②R715.3

中国版本图书馆CIP数据核字（2019）第215325号

书　　名	家庭孕育计划和产后康复
	Jiating Yunyu Jihua he Chanhou kangfu
主　　编	李　力　郑秀惠
策划编辑	沈蔚颖
责任编辑	李　晶
插　　画	张新雨
出版发行	上海世界图书出版公司
地　　址	上海市广中路88号9–10楼
邮　　编	200083
网　　址	http://www.wpcsh.com
经　　销	新华书店
印　　刷	上海景条印刷有限公司
开　　本	787 mm×1092 mm　1/16
印　　张	9.25
字　　数	100千字
版　　次	2019年11月第1版　2019年11月第1次印刷
书　　号	ISBN 978-7-5192-6770-4/R·518
定　　价	39.80元

新时代"妇儿健康·优生科学"科普丛书编写委员会

总主编

左 伋

委 员

（按姓氏笔画为序）

丁显平　王晓红　朱宝生　刘　雯　刘国成　刘俊涛

李　力　李　京　李苏仁　李啸东　李崇高　杨　玲

沈　颖　张咸宁　苟文丽　姚元庆　夏　寅　郭长占

梅　建　程　凯　程蔚蔚　蔡旭峰　谭文华　薛凤霞

秘 书

蔡旭峰

本册编者名单

主　编

李　力　郑秀惠

副主编

郭建新　韩　健　张庆华　蒋红梅

编　者

（按姓氏笔画为序）

王全民　王贤华　朱晓菊　孙欣慰　苏　萍

李　丹　李晓莉　余欣梅　郑英如　高德艳

秘　书

李晓莉

普及优生科学知识
提高妇儿健康水平

"为新时代妇儿健康·优生科学"科普丛书题

陈义汉

2019年4月20日

同济大学副校长、中国科学院院士　陈义汉教授
为本套丛书题词。

序　言

党的"十九大"提出中国特色社会主义进入了"新时代"。"新时代"意味着在国家的总体发展上应有新的方向、新的目标和新的追求。这其中也包括了"国民健康"。习近平总书记指出"健康是促进人的全面发展的必然要求，是经济社会发展的基础条件，是民族昌盛和国家富强的重要标志，也是广大人民群众的共同追求"。中共中央、国务院印发的《"健康中国2030"规划纲要》提出了"普及健康生活、优化健康服务、完善健康保障、建设健康环境"等方面的战略任务。《"健康中国2030"规划纲要》以健康为中心，强化预防疾病这一理念，这是"健康中国"战略的必然选择。其中妇儿健康更是衡量国家社会经济发展的重中之重，也是我们从事基础医学和临床医学医务工作者在"新时代"的光荣使命。

在世界图书出版公司的大力支持下，我们组织了复旦大学、中国优生科学协会、浙江大学、九三学社复旦大学委员会等社会组织中从事妇儿临床和基础的专家，编写了一套《新时代"妇儿健康·优生科学"科普丛书》，从不同视角切入，对生命诞生、备孕、孕期、围产、婴幼儿的健康进行科普化的科学指导，旨在提高社会大众对妇儿健康知识的正确认识，促进身心健康，为"新时代"的"健康中国"作出我们的一点贡献。

复旦大学上海医学院细胞与遗传医学系主任、教授、博士生导师

中国优生科学协会第七届理事会会长

九三学社复旦大学委员会常务副主委

2019年7月5日

前　言

　　孕育和呵护新生命，是每个家庭和医务工作者的共同责任。孩子是父母爱情的结晶，精卵结合对夫妻双方的身体、心理、生活、工作都带来前所未有的挑战，身体里一颗小种子和妈妈一起呼吸、聆听，一天天悄悄地长大，然后呱呱坠地。为了迎接这位家庭的新成员，一直到伴随他/她的生长，不只是关注生命早期1 000天，这个被世界卫生组织定义为一个人生长发育的"机遇窗口期"，要做的从孕前、孕期、产后的功课还真是不少呢！

　　孕妇作为一个特殊的群体，在家中是众人呵护，在医院分娩时又是满怀着憧憬以及对新生命的向往，有着极高的医疗期望值。产科的问题有"危、急、重"等特点，孕育新生命的知识繁多，作为新生命的载体和保护神的家长和医务人员，我们都会全力以赴，殊不知生儿育女看似简单，要解密孕育生产的密码，降低生孩子的风险，提供孩子健康成长的保障，我们编写了该书，对于一些孕育新生命常见问题、孕前准备、孕期营养、孕期合理用药、辅助生殖孕期保障、母乳喂养细节、产褥期护理等相关的知识进行了介绍，使大众能充分了解及领会孕育新生命的基本知识，以权威性强、知识丰盛，同时能懂得实操读本分享给大家。希望本书能让更多的基层医护人员受益，也希望能使有家庭生育计划的大众，能提前了解相关的孕育新生命的知识，为未来的宝贝保驾护航，让我们一起共同合作、安全度过人生中最重要的时期。

　　本书出版之际，恳切希望广大读者在阅读过程中不吝医学、关注交叉的知识，相信信息的力量，注重如今的发展、进展与拓展，更呈现出了多维的、立体的与交叉的形态、业态与语态，与时俱进，借鉴融合，推陈出新，希望我们的努力能够让大众受惠。

由于时间仓促，加之知识的不断进展，我们的书可能有些局限，没有能够全面关注到，敬请谅解！

李力

陆军军医大学大坪医院妇产科中心主任
2019 年 6 月

目　录

第一部分　孕期

第一章　孕期饮食和营养原则

第二章　孕期准妈妈常担心的事

第三章　产检你需要提前了解的事项

第四章　孕期常见疾病

第五章　孕期安全用药

1

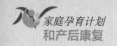

第二部分　产褥期

第一章　母乳喂养的细节

第二章　学会观察新生宝宝的需求

第三章　母乳喂养的疑问

第四章　母乳储存的细节

第五章　不可忽视的盆底肌康复

第六章　产后盆底肌康复训练

第七章　盆底肌检测操作

第三部分　其他与女性健康相关的问题

第一章　人工流产

第二章　妇科疾病与孕育

第三章　不可忽视的宫腔粘连

第四章　辅助生殖

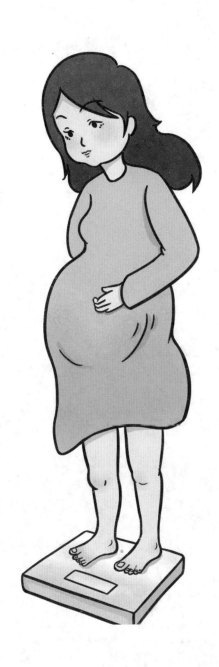

第一部分

孕 期

孕期饮食和营养原则

孕期饮食的重要性：母婴安全的保障。

生命早期 1 000 天是指从怀孕开始，到宝宝出生后 2 岁之内婴幼儿时期，也就是怀孕 270 天，再加上出生后 2 年（730 天）。世界卫生组织（WHO）强调，宝宝在生命早期 1 000 天的营养状况与其一生的营养与健康状况息息相关。

这 1 000 天究竟有多重要? 这 1 000 天主要影响胎儿的正常发育、幼儿的体格和大脑发育、儿童的认知和学习能力、儿童的免疫力、儿童的发病率和死亡率、儿童成年后的慢性病发病率、成年后的社会能力和劳动生产力。"生命早期 1 000 天"是决定人一生健康的关键时期。在国务院最新发布的《国民营养计划（2017—2030 年）》中，特别强调了要加强生命早期 1 000 天营养指导。

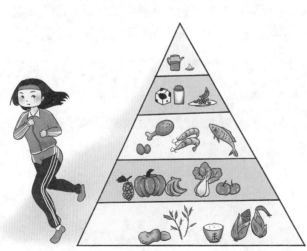

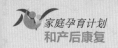

妊娠期是生命早期 1 000 天机遇窗口的起始阶段，最重要的环境因素是营养，它对母婴双方的近期和远期健康都将产生重要的影响。宝宝在宫腔内的生长发育、妈妈的乳腺和子宫等生殖器官的发育、产后乳汁分泌等都需要额外的营养，准妈妈妊娠各个阶段的膳食应在孕前的基础上，根据宝宝生长发育速度及妈妈的生理和代谢的变化进行适当的调整。孕 3 个月的宝宝生长、发育速度相对缓慢，所需营养与孕前无太大变化。孕 3 个月后，宝宝生长发育逐渐加快，妈妈的生殖器官的发育也相应加快，对营养的需要增大，应合理增加营养素的摄入量。准妈妈的膳食应多种多样，营养均衡，除保证妈妈和宝宝的营养外，还潜移默化地影响宝宝日后对辅食的接受和膳食模式的建立。

一、各种营养素的补充

准妈妈如果在妊娠前已建立健康的饮食习惯，则无须在妊娠期进行营养素的调整。但需要注意的是，一些营养素在妊娠各阶段的需求量会增加。较为重要的营养素会随着妊娠的进展，需求量亦有所增加。基础营养状态不佳、低龄孕妇、多胎妊娠、妊娠间隔过短、营养吸收不良或者有寄生虫感染的女性，妊娠期对某些营养素的需求量更大。故妊娠期女性应行相应检查，以了解叶酸、维生素 B_{12}、铁等营养素的额外补充量。国际妇产科联盟（FIGO）建议关注可能会影响孕期营养的情况：低龄妊娠（孕妇本人还在生长发育阶段）、重体力劳动（营养和液体需求增加）、多胎妊娠（营养需求增加）及妊娠间隔过短（导致营养储备不足，尤其是哺乳同时再次妊娠者）。

1 铁

铁可以预防早产、流产、满足孕期血红蛋白合成，同时胎儿也需要铁的储备，因此准妈妈应常吃含铁丰富的食物，缺乏铁严重者可在医生指导下适量补铁。铁元素是妊娠期需求量增加最明显的营养素。胎儿主要在妊娠晚期积累铁元素，所以建议妊娠晚期需较妊娠前每天额外补充 9 ~ 12 mg 铁元素，妊娠期全程为 1 000 ~ 1 240 mg。铁元素缺乏可导致母体贫血，而贫血严重者在分娩过程中死亡的风险会增加。当母亲铁元素储备不足时，胎儿的铁元素需求亦不能得到保障。妊娠期铁缺乏可增加子代低出生体重、早产及远期生长迟缓的风险。青少年孕妇、多胎孕妇和妊娠间隔过短的孕妇是缺铁性贫血的高危人群，建议每天补充 60 mg 铁元素，同时补充叶酸。

推荐的食物：

1. 每日摄入绿叶蔬菜 200 g。

2. 含铁量较为丰富的食物有动物血、肝脏及红肉，为血红素铁，生物利用率较高。孕中晚期每日增加 20 ~ 50 g 红肉可提供铁 1 ~ 2.5 mg，每天吃 1 ~ 2 次动物内脏或者血液，每次 20 ~ 50 g，可提供铁 7 ~ 15 mg，基本可以满足孕期增加的铁营养需要（图 1-1）。

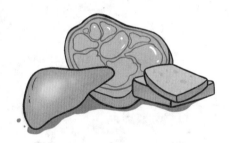

图1-1　含铁量丰富的食物

2 碘

合成甲状腺素的原料是碘，是调节新陈代谢和促进蛋白质合成的必要微量元素，孕期碘的推荐摄入量比非孕时增加 110 μg/d。

碘缺乏导致甲状腺素合成不足影响蛋白合成和神经元的分化，使脑细胞数量减少、体积缩小，重量减轻，严重损害胎儿脑和智力发育。食用碘盐仅可获得推荐量的 50% 左右，为满足孕期对碘的需要，建议准

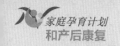

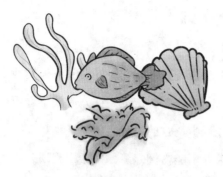

图1-2 含碘量丰富的食物

妈妈常吃富含碘的海产食品。

推荐的食物：

每周还应摄入 1 ～ 2 次含碘丰富的海产品。鲜海带（100 g）、干紫菜（2.5 g）、干裙带菜（0.7 g）、贝类（30 g）、海鱼（40 g）可分别提供碘 110 μg（图 1-2）。

3 叶酸

预防神经管畸形和高同型半胱氨酸血症、促进红细胞成熟和血红蛋白合成都需要叶酸。孕期叶酸的推荐摄入量比非孕期时增加了 200 μg/d，达到 600 μg/d，除常吃含叶酸丰富的食物外，还应补充叶酸 400 μg/d（图 1-3）。

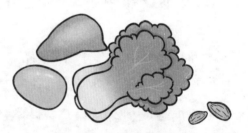

图1-3 含叶酸丰富的食物

推荐的食物：

含叶酸丰富的食物有动物肝脏、蛋类、酵母、绿叶蔬菜、水果及坚果类（表 1-1）。

表 1-1 蔬菜类食物叶酸含量

食物名称	重量（g）	叶酸含量（μg）
小白菜	100	57
甘蓝	100	113
茄子	100	10
四季豆	100	28
韭菜	100	61
油菜	100	104

（续表）

食物名称	重量（g）	叶酸含量（μg）
辣椒	100	37
丝瓜	100	22

4 碳水化合物

由于受激素水平改变的影响，准妈妈怀孕期间消化系统功能发生一系列变化，部分准妈妈在早期会出现胃灼热、反胃或呕吐等早孕反应，这是正常的生理现象。当严重呕吐影响准妈妈进食时，为了维持基本生理需要，机体需要动员身体脂肪来产生能量。当脂肪酸不完全分解时会产生酮体，若准妈妈血液中酮体过高，它可通过胎盘进入胎儿体内，损伤宝宝的大脑和神经系统的发育，血液中酮体升高可引起酮血症或酮症酸中毒，为避免酮症酸中毒对胎儿神经系统发育的不利影响，早孕反应严重致进食困难者，必须保证每天摄入不低于130 g的碳水化合物。

推荐的食物：

1.每天必需摄入至少130 g碳水化合物，首选易消化的粮谷类食物，如180 g米或面食，550 g薯类或鲜玉米。

2.进食少或孕吐严重者需寻求医师帮助（图1-4）。

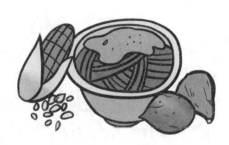

图1-4　易消化的粮谷类食物

5 蛋白质

准妈妈从孕中期开始，胎儿生长发育和母体生殖器官的发育加速，对能量、蛋白质和钙、铁等营养素的需求增大。整个孕期孕妇和胎儿需要储存蛋白质约930 g、孕中、晚期日均分别需要储留1.9 g和7.4 g，考虑机体蛋白质的吸收利用率，孕中、晚期每天蛋白质摄入量应分别增

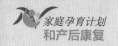
加15 g和30 g。孕期蛋白质-能量营养不良会直接影响胎儿的体格和神经系统发育，导致早产和胎儿生长受限、低出生体重儿。

推荐的食物：

1. 怀孕3个月起，每天增加200 g奶，总摄入量达到500 g/d。

2. 怀孕3个月起每天增加鱼、禽、蛋、瘦肉等共计50 g，怀孕8个月后再增加75 g左右。

3. 每周最好食用2～3次的深海鱼类，它含有较多n-3多不饱和脂肪酸，其中的二十二碳六烯酸（DHA）对胎儿脑和视网膜功能发育有益（图1-5）。

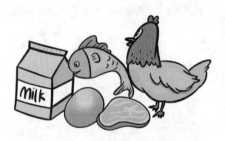

图1-5　含蛋白质丰富的食物

6 DHA

DHA，俗称脑黄金，是一种对人体非常重要的不饱和脂肪酸，它是大脑和视网膜的重要构成成分，也是神经系统细胞生长及维持的一种主要成分，在人体大脑皮层中含量高达20%，在眼睛视网膜中所占比例约50%。因此，准妈妈摄入充足的DHA对宝宝智力和视力发育至关重要。

联合国粮食及农业组织（FAO）专家委员会和国际围产医学会专家建议，孕妇和哺乳期女性每天摄入DHA不少于200 mg。

推荐的食物：

1. 每周吃鱼2～3餐，且有1餐以上为富脂海产鱼（如100 g带鱼和大黄花鱼分别含有80 mg和90 mg DHA），每天吃鸡蛋1个（图1-6）。

2. 除鱼虾类外，其他食物中

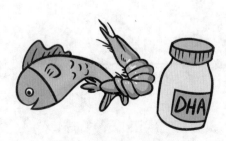

图1-6　含DHA的食物

DHA 含量都很少。

3. 如果调整饮食结构后不能达到推荐摄入量，可服用 DHA 补充剂，如各种鱼油和海藻油。

7 钙

足月新生儿体内约30 g钙沉积，这些钙主要在孕3个月后逐渐沉积于胎儿骨骼和牙齿中，孕3个月每天需要沉积约50 mg钙，孕8个月每天沉积增至330 mg。尽管准妈妈怀孕期间钙代谢发生变化，她们可通过增加膳食钙摄入来增加200 mg/d钙，使总摄入量达到1 000 mg/d。

怀孕时钙缺乏，母体会动用自身骨骼中的钙来优先满足胎儿骨骼生长发育需要，同时维持血钙浓度，因此，孕期钙营养不足最大的危害是使母体骨骼中的钙丢失，影响骨健康（图1-7）。

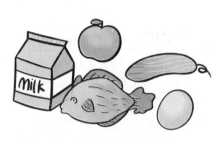

图1-7 含钙丰富的食物

补充钙元素可降低不良妊娠结局，尤其是妊娠期高血压疾病的发生风险。有妊娠期高血压疾病风险且钙摄入量较低的女性，妊娠期补充钙元素可预防子痫前期的发生。世界卫生组织建议钙元素摄入不足的女性从孕20周至分娩，每天补充1 500 ~ 2 000 mg 钙元素，以降低妊娠期高血压疾病的发生风险（表1-2）。

推荐的食物：

表 1-2 孕中、晚期一天食物建议量

食物种类	建议量 (g/d)	
	孕中期	孕晚期
谷类 / 薯类[a]	200 ~ 250/50	200 ~ 205/50
蔬菜类[b]	300 ~ 500	300 ~ 500

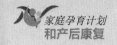
（续表）

食物种类	建议量 (g/d)	
	孕中期	孕晚期
水果类	200 ～ 400	200 ～ 400
鱼、禽、蛋、肉类（含动物内脏）	150 ～ 200	200 ～ 250
牛奶	300 ～ 500	300 ～ 500
大豆类	15	15
坚果	10	10
烹调油	25	25
食盐	6	3

注：a. 全谷物和杂豆不少于1/3；b. 绿时蔬菜和红黄色等有色蔬菜占2/3以上。

二、孕期体重的控制

准妈妈为了给腹中的宝宝提供足够的养分必须适当地增加营养，然而有些人错误地认为，怀孕时吃得越多越好、宝宝的体重越重越好。其实，怀孕期间进食过多、营养成分比例搭配不当，极易导致营养过剩，从而使准妈妈体重增加超出正常的范围，即妊娠体重过重。准妈妈体重过重会引发许多疾病，如妊娠期高血压、妊娠期糖尿病等，同时也增加宝宝巨大儿的概率，难以顺产，使剖宫产相对增多。

准妈妈在不同时期，控制体重的做法也是不一样的。怀孕前3个月主要是胚胎的发育，这段时期准妈妈体重增长为1 ～ 1.5 kg 就可以了，因为孕早期准妈妈正处于孕吐反应期，不用过分地控制体重，还有一些准妈妈因为孕吐，体重不增反降，一般不会影响胎儿的发育，也可服用一些孕期营养补充剂来均衡营养，一般来说天然、有机的补充剂更为安全有效；孕 3 个月后是宝宝快速生长的阶段，体重一般是每半个月增加1 kg 左右，这是控制体重的关键期，饮食要讲究营养均衡，也要适当运动；孕 8 个月后是宝宝成长最快的时期，准妈妈的体重也会随之增长。

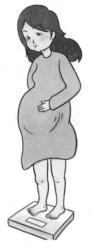

体重增长会随孕周和准妈妈孕前体重情况而确定，一般整个孕期体重增长控制在 12.5kg 内，医生会在产检时指导准妈妈科学地控制体重（图1-8）。

准妈妈孕期应当进行适宜的规律运动，除了增强身体的适应能力，预防体重过多增长外，还有利于预防妊娠期糖尿病及以后发生 2 型糖尿病。准妈妈身体活动还可增加胎盘的生长及血管分布，从而减少氧化应激和炎

图1-8 做好孕期体重监测

性反应，减少疾病相关的内皮功能紊乱。此外，运动还有助于愉悦准妈妈的心情；活动和运动使肌肉收缩能力增强，有利于自然分娩。准妈妈们若没有医学禁忌，孕期进行常规活动和运动都是安全的，而且对孕妇和胎儿均有益处。

怀孕期控制体重，使其符合正常妊娠的生理规律，首先要定期称体重，评估体重增加是否符合正常孕妇平均增重的比例。其次，参照正常孕妇平均增重的规律，调整日常饮食，主要是调整蛋白质、脂肪和碳水化合物的摄入量。第三，调节每天活动量，尽可能参加有益的日常活动，如散步和轻体力家务劳动等。第四，调整每天饮水以及钠盐的摄入量，减轻水的潴留。第五，增加新鲜蔬菜和水果等纤维类食物摄入，保证大便通畅。

1 掌握测体重的正确方式

（1）排除干扰因素：我们常常发现，每天在不同时间段测得的体重会有不少差异，这往往与我们的进食、饮水、运动或环境因素等有关。所以，如果你希望体重测量得更为准确，就需要在相对稳定的情况

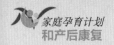
下进行测量。在保证测量时环境基本相同，身体各方面的状况没有很大差异时，再进行体重测量，有利于得出更加真实的体重数字。专家建议，最佳的测量体重时段是早餐前，因为此时经过了一整晚的调整和休息，身体状况比较稳定，受进食影响小，因此早餐前是理想的体重测量时间，测量时穿同样的衣服，排空小便，站里测量。

（2）每周为自己测量一次体重：由于1周7天里每天的生活或进行的活动有所不同，也会影响体重的结果，因此建议以1周为1个周期，选择在1周里固定的1天，如周一早上测量体重，可避免日常活动的干扰。专家还指出，体重虽然受许多因素的影响，但机体新陈代谢是一个缓慢的过程，没有怀孕时，体重不会一两天就产生很大的变化。因此，科学的体重测量频率最好是1周1次。

2 要求

（1）孕早期体重变化不大，可每月测量1次，孕中、晚期应每周测量体重。

（2）体重增长不够时，可适当增加摄入能量密度高的食物。

（3）体重增长过多时，应注意控制总能量的摄入同时保证营养素的供应。

（4）健康的孕妇每天应进行不少于 30 min 的中等强度身体活动。

三、准妈妈孕期的禁忌

1 禁烟酒

烟草、酒精对胚胎发育的各阶段都有明显的毒性作用，容易引起流产、早产和胎儿畸形。准妈妈吸烟、喝酒对宝宝的影响主要是损伤脑细胞，使脑细胞发育停止、数目减少。吸烟可产生一氧化碳影响红细胞与氧的结合，烟碱可使血管收缩，减少胎盘血液循环的血流量，致使胎盘及胎儿缺氧导致宝宝早产、出生体重低，甚至畸形。

有吸烟饮酒习惯的准妈妈必须戒烟禁酒，远离吸烟环境，避免二手烟（图1-9）。

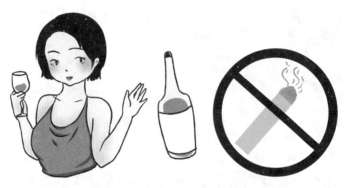

图1-9　准妈妈禁烟酒

2 孕期饮茶或咖啡对宝宝的影响

准妈妈禁饮浓茶或红茶，它不仅易患缺铁性贫血，影响胎儿的营养物质供应，而且还会使准妈妈心跳加快、尿频，增强心、肾负担，不利于妈妈和宝宝健康。同时浓茶中含有咖啡因，如每500 ml浓红茶大约含咖啡因0.06 mg，会导致骨骼中钙的流失。准妈妈孕期可以喝淡绿茶，它对加强可心肾功能、促进血液循环、帮助消化、预防妊娠水肿等有用，但最好在饭后1小时后再饮用。

准妈妈禁喝咖啡，咖啡的主要成分是咖啡因、可乐碱等生物碱成分，这些物质是兴奋中枢神经的，它会引起准妈妈心跳加快、血压升高、头晕、恶心、失眠等，咖啡因还可能会影响宝宝大脑、心脏和肝脏等重要器官的发育，妨碍宝宝营养物质的摄取，导致宝宝出生时体重偏低。

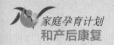
3 **孕期吃过多甜食对宝宝的影响**

准妈妈吃过多甜食可以引起高血糖，血糖浓度持续增高可导致宝宝出生体重大，增加分娩难度，引起肩难产、产后出血等分娩并发症。

甜食除糖类外，还包括水果派、蛋糕、果酱、饼干、加糖的水果汁、加糖的起泡饮料、巧克力、冰淇淋等，这些食物除含糖外，所含营养成分不多，甜食中的蔗糖经胃肠道消化分解后，可引起体内血糖浓度增加，吃甜食越多，血液中葡萄糖浓度就越高，引起准妈妈患妊娠期糖尿病（图1-10）。

图1-10　准妈妈控制甜食摄入

四、妊娠期糖尿病准妈妈的饮食管理

妊娠期糖尿病（GDM）是妊娠期发生的糖代谢异常，准妈妈需要在妊娠24～28周到医院就诊时行口服葡萄糖耐量试验（OGTT）筛查，医生确诊为GDM的准妈妈需要做好饮食管理的同时进行血糖的监测。高血糖可使胚胎发育异常甚至死亡，GDM的准妈妈容易发生感染、羊水过多、酮症酸中毒。

GDM的准妈妈在怀孕3个月以内应保证摄入不低于6 276 kJ（1 500 kcal）/d的营养，怀孕8个月后不低于7 531 kJ（1 800 kcal）/d。每天的餐次合理安排，定时定量、少量多餐的进餐方式对血糖控制非常重要。每天三餐的能量占每天摄入总能量分别为10%～15%、30%和30%，每次加餐的能量可能占5%～10%，有助于防止餐前过度饥饿。必要时进行医学营养治疗与胰岛素治疗相结合。

推荐的食物：

1.碳水化合物：占总能量的50%～60%，每天碳水化合物不低于

150 g，对维持妊娠期血糖正常更为合适。

2.蛋白质：占总能量的 15% ～ 20%，以满足准妈妈妊娠期生理调节及胎儿生长发育需要。

3.脂肪：占总能量的 25% ～ 30%，应适当限制饱和脂肪酸含量高的食物，如红肉类、动物油脂、椰奶、全脂奶制品等。

4.膳食纤维：每天摄入量 25 ～ 30 g，为不产生能量的多糖。具有控制餐后血糖上升程度、改善葡萄糖耐量和降低血胆固醇的作用。多选用燕麦片、荞麦面等粗杂粮，以及新鲜蔬菜、水果和藻类食物等。

5.维生素及矿物质：准妈妈有计划地增加富含钙、钾、铁、锌、铜及维生素 B_6 的食物，如奶制品、瘦肉、家禽、鱼、虾、新鲜蔬菜和水果等。

五、产科营养门诊的作用

妊娠期是生命早期 1 000 天机遇窗口的起始阶段，营养作为最重要的环境因素，对母婴双方都产生重要的影响。准妈妈吃得好不好，营养跟不跟得上，一直是全家关注的焦点。产科营养门诊可以对准妈妈进行孕期营养知识的普及，对存在营养高危因素的准妈妈进行孕期管理，帮助妈妈合理规划饮食，科学控制孕期体重增长，减少妊娠风险，促进妈妈和宝宝健康。

第二章 孕期准妈妈常担心的事

怀孕对每个准爸爸和准妈妈而言，都是一次生理和心理的双重考验过程，短暂而漫长，在最初的欣喜过后，随着怀孕的时间变化，孕妇身体的各器官和系统都会发生很多变化，全面了解怀孕期母亲及胎儿的变化，积极的做出调整，可以帮助准妈妈愉快地度过整个孕期，收获健康可爱的宝宝。下面我们就妊娠期间母体生理性变化进行一些介绍。

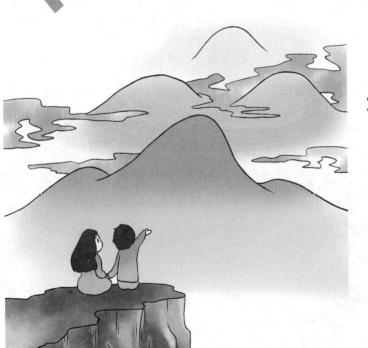

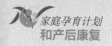

一、孕期生理变化，你准备好了吗

1 **妊娠纹的预防和处理**

妊娠纹是大部分准妈妈会遇到的一个问题，妊娠纹的产生有多种原因，主要与孕前身体指数、孕期体质量增长范围和增重速度、皮肤保湿情况、妊娠纹家族史、新生儿重量等因素有关，随着社会生活质量的提高，这个问题困扰着越来越多爱美的准妈妈。

妊娠纹与肥胖者的肥胖纹产生机制相似，都是一种膨胀纹，而腹部和乳房的膨胀程度是最明显的，所以妊娠纹最常见于腹部和乳房，同时也可出现在髋部、臀部和大腿部。随着妊娠的进行，孕妇脂肪增加致皮肤张力加大，皮肤的弹力纤维断裂，出现大量淡红色或紫红色的长短不同、宽窄不一的条纹，产后慢慢变为银白色陈旧性裂纹。

从孕期的预防到产后的治疗，从无创到有创治疗，人们一直不断尝试寻找一种较为安全有效的方法。孕期预防和治疗妊娠纹的主要方法是涂擦外用药物，产后还可以通过激光治疗。目前孕期常用的涂擦药物是橄榄油、精油和各种抗妊娠纹乳霜。有研究资料显示，对于妊娠纹的预防上来说，橄榄油、精油的预防作用较弱，而抗妊娠纹乳霜的效果更佳，目前市面上的抗妊娠纹乳霜的主要成分是各种植物油和维生素混合制剂（图2-1）。

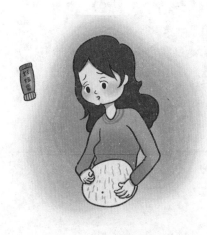

图2-1 妊娠纹的预防和处理

已产生的妊娠纹怎么办？

孕期使用妊娠乳霜只能预防一部分的妊娠纹，而对已产生的妊娠纹并不会有很好的治疗效果。产后选择强脉冲激光、射频技术、光子疗法以及准分子激光这类侧重于治疗陈旧性膨胀纹的光疗技术则更为适合。

2 孕期感冒的处理

我们临床医学上的上呼吸道是指鼻、咽、喉这三个部分，所以急性上呼吸道感染实际上是多种上呼吸道疾病的统称，包括急性鼻咽炎、急性鼻窦炎、急性咽炎、急性扁桃体炎、急性喉炎、急性会厌炎，而急性鼻咽炎就是我们常说的普通感冒，90%是由病毒引起的，10%是由细菌、支原体、衣原体引起的，比较严重的感冒也称为流感。普通感冒的典型临床症状在鼻部，包括鼻塞、流涕、喷嚏，其次在咽部，表现为咳嗽、咽部干痒或有灼热痛感。普通感冒多为自限性，一般发病后开始喷嚏、鼻塞、流涕，2~3天后变为浓稠鼻涕，常伴随咽部疼痛、流泪、轻度呼吸困难不畅、声音嘶哑等症状，1周左右症状减轻基本痊愈。普通感冒一般无发热或仅有低热，无明显全身症状，可伴有轻度畏寒、头痛。体格检查可见鼻腔有分泌物，会咽部轻度肿胀充血。

临床上除了通过症状确诊，还常用一些辅助检查来了解感染的情况，对于病毒感染引起的急性上呼吸道感染，查血常规可见白细胞计数多正常或偏低，白细胞分类中的淋巴细胞比例升高，C反应蛋白在正常范围，而对于细菌感染引起的急性上呼吸道感染，查血常规可见白细胞计数常增多，白细胞分类中的中性粒细胞增多或核左移现象，C反

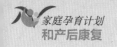
应蛋白升高。对于普通感染，因症状常轻微，我们在临床工作中发现明确病毒感染类型对治疗并无较大帮助，所以并不推荐做病原学培养检查明确病毒种类。

孕期普通感冒和普通人感冒在处理上有较多相似处，亦有些许区别，常规建议孕妇适量休息、多饮水，保持在通风环境下，大部分即可自然痊愈。而有低热、头痛、肌肉酸痛等全身症状的孕妇，可使用相对安全的解热镇痛药，如对乙酰氨基酚、布洛芬。单纯病毒感染无合并持续高热的严重症状的孕妇，无须使用抗生素，避免药物滥用，如有白细胞计数和C反应蛋白升高、咽扁桃体脓点、咳嗽伴黄痰等细菌感染表现时，可酌情使用抗生素，目前孕妇较安全的抗生素主要有青霉素、第一、第二代头孢类及大环内酯类，如阿奇霉素、红霉素。极少数情况需要根据病原学培养及药敏结果选用敏感抗菌药物。目前临床上不推荐孕妇常规使用抗病毒药物，而且也无特效抗病毒药物，避免造成病毒耐药现象。临床上我们推荐可使用具有清热解毒功效的中药，我国中医在治病机理上与西医不同，并不针对细菌或病毒直接作用，但临床中的实践应用经验证实中医中药有助于改善症状，缩短病程。目前小柴胡、双黄连、板蓝根已在孕妇中有广泛应用。

普通感冒处理并不复杂，我们需警惕流感，流感是由流感病毒引起的，起病急，部分人群会出现支气管炎、肺炎等并发症，从而发展为重症流感，少数病例病情进展快，甚至出现急性呼吸窘迫综合征（ARDS）或多脏器衰竭，最终死亡。

流感的潜伏期多为2～4天，其临床上表现主要以高热、头痛、畏寒、寒战、全身肌肉关节酸痛等全身不适起病，体温可达39～40℃，同时伴食欲减退、恶心、呕吐等消化道症状。无并发症者多于发病3～4天后体温逐渐消退、全身症状好转，但咳嗽常需1～2周恢复。当有以下症状时我们需要警惕是重症病例：①持续高热＞3天，伴咳脓痰或胸痛；

②呼吸困难频率快；③反应迟钝、嗜睡等；④严重呕吐、腹泻，并出现脱水表现；⑤出现肺炎；⑥使原有基础疾病明显加重。有上述病症的孕妇应及时到正规医院治疗（图2-2）。

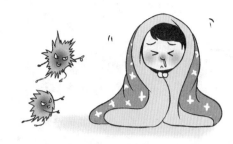

图2-2 孕期感冒的处理

3 孕期肚子瘙痒的处理

有数据统计显示：整个孕期至产后1个月，约有20%的孕妇会有皮肤瘙痒问题，大部分是一些皮肤方面的疾病，例如湿疹、荨麻疹及细菌感染所造成的皮肤瘙痒，仅少数是因怀孕本身引起。准妈妈在秋冬季易出现湿疹，是因为在秋冬季节因为皮脂、水分的分泌减少，皮肤变得干燥、粗糙，出现干、痒等症状，从而引发湿疹。而准妈妈也容易出现荨麻疹，有些准妈妈是因为接触到特殊化学物质，可能当时自己并没有留意，突然有一天发现皮肤上长出红斑并有痒感，才回想自己有可能接触到的化学物质，如空气中的尘螨、蚊虫的叮咬、动物皮毛、花粉、新装修房屋内的甲醛、海鲜等一类物质，这一类物质引起的荨麻疹也是一种过敏反应。

除了上述引起孕妇瘙痒的情况，我们需警惕的是一种妊娠期特有的皮肤瘙痒疾病，就是妊娠期肝内胆汁淤积症。临床研究发现，此疾病多发生在妊娠晚期、双胎妊娠、卵巢过度刺激及既往使用口服复方避孕药者，目前发病机制并不明确。其主要临床表现为无皮肤损伤的瘙痒，约80%患者在妊娠30周后出现，有的甚至更早，瘙痒呈持续性，程度不一，日间轻，夜间加剧，瘙痒一般始于手掌及脚掌，后逐渐发展至全身，临床主要通过检查总胆汁酸和甘胆酸的升高确诊，分娩后24～48小时即可缓解，少数在1周或以上缓解。目前临床上的治疗一线药物主要是丁二磺酸腺苷蛋氨酸和熊去氧胆酸。

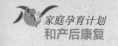
> **特别注意**
>
> 妊娠期肝内胆汁淤积症可导致产妇的凝血功能障碍而致产后出血。同时胆汁酸的毒性作用可使胎儿发生宫内窘迫、早产、羊水胎盘粪染、新生儿颅内出血，甚至发生不能预测的胎死宫内。因此如准妈妈有不明原因的皮肤瘙痒一定要排除是否有妊娠期肝内胆汁淤积症，及时医院就诊查总胆汁酸和甘胆酸。

4 孕期便秘的处理

便秘是准妈妈最常见的烦恼之一，怀孕后期最为严重。怀孕后雌激素和孕激素水平的变化使胃肠道的蠕动和肌张力减弱、胃酸分泌减少，食物残渣排空时间延长，加之胎儿、子宫体积增大压迫肠道下段，同时孕期准妈妈活动量减少，常引起便秘。怀孕期间痔静脉曲张导致痔疮发生，便秘也可使孕前已有的痔疮复发和恶化，严重时可致肛裂、痔疮嵌顿。

便秘以预防为主，必要时可使用药物治疗。排便习惯正常的孕妇可每天清晨饮 1 杯开水，多吃含纤维素多的新鲜水果和蔬菜，少食辛辣食物，并每日进行适当的运动，排便习惯不正常的孕妇也应积极训练养成按时排便的习惯。如上述措施不能改善便秘，必要时可以口服缓泻剂，如乳果糖、小麦纤维素，糖尿病的孕妇同样适用。不应使用灌肠药物避免引起流产或早产。

5 妊娠剧吐的处理

约一半以上准妈妈会出现不同程度的早孕反应，如头晕、嗜睡、食欲减退、偏食、厌油、恶心、呕吐等。症状的严重程度和持续时间因人而异，多数在孕6周前后出现，8~10周达到高峰，多在孕3个月左右消失，部分孕妇早孕反应重，甚至不能进食，呕吐物中有咖啡色样物质或胆汁，严重呕吐可引起水电解质紊乱，体重减轻、肝肾功能损害、精神反应迟钝，甚至昏迷、危及孕妇生命。严重病例我们称之为妊娠剧吐。

妊娠剧吐主要的特点有：频繁呕吐、体重较妊娠前减轻≥5%、查尿酮体阳性。发生维生素 B_1 缺乏时可致韦尼克脑病（Wernicke's encephalopathy）；发生维生素 K 缺乏时可致凝血功能障碍。妊娠剧吐的病因有很多种，由于早孕反应出现和消退的时间与孕妇血 HCG 变化时间相一致，加之数据显示葡萄胎、多胎妊娠等情况下血 HCG 值的明显升高，与剧烈呕吐发生率升高一致，也说明与 HCG 水平升高有关。

雌激素也与妊娠剧吐有关

服用雌激素的妇女比未服用者更易发生恶心、呕吐。偏瘦、精神过度紧张、焦虑的孕妇容易发生妊娠剧吐，提示此病可能与精神、社会因素有关。有数据显示感染幽门螺杆菌后妊娠呕吐症状重。近年研究发现妊娠剧吐患者通常存在促甲状腺素的抑制状态，如无甲状腺本身疾病证据，不诊断甲状腺功能亢进，而考虑妊娠甲亢综合征，甲状腺功能大部分在妊娠 16 周自行消退。

妊娠剧吐的治疗原则：对妊娠剧吐患者应该住院治疗，禁食，每日静脉滴注葡萄糖液和葡萄糖盐水（图2-3），但需根据患者体重酌情增减，同时应根据化验结果决定补充电解质和碳酸氢钠溶液的剂量，输液中加入维生素 C 及维生素 B_6，每日补液量不少于 3 000 ml，每天

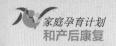

尿量至少应达 1 000 ml，同时应予以维生素 B_1 肌内注射，贫血严重或营养不良者也可输血或静脉滴注复方氨基酸、脂肪乳。止吐药物可以使用维生素 B_6 或维生素 B_6−多西拉敏复合制剂。妊娠后服用多种维生素可减轻妊娠恶心、呕吐。对于精神不稳定的孕妇，在此期间家属和医护人员对患者的关心安慰及鼓励是很重要的。一般经上述治疗 2 ~ 3 天后病情多迅速好转，呕吐次数明显减少后可以少量多次流质饮食及口服多种维生素，同时逐日递减输液量至停止静脉补液（图 2-3）。

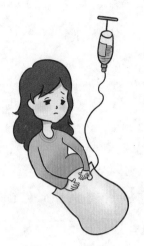

图2-3　妊娠剧吐严重时需住院治疗

二、困扰准妈妈的生活小细节

1 孕期肠胃易胀气，消化问题要注意

对于备孕期的女性来说，最幸福的瞬间无疑是确认自己怀上宝宝的时刻。但从怀孕开始，准妈妈们在10个月的妊娠期中，更需要坚强地面对和忍受孕期的身体反应、身材变化和消沉情绪等各类因素的困扰。这里我们首先要讨论的是准妈妈们在妊娠期中所面临的消化问题。

孕期常见消化系统问题有哪些？

肠胃消化系统出现异常通常情况下是孕期中最常发生的问题，虽然可能具体状况和严重程度不尽然相同，但几乎每位准妈妈都会遭遇，同时这也是令准妈妈们极为痛苦的时候。常有准妈妈在妊娠期前没有任何肠胃不适的状况，却在确认怀孕后不定期出现各种不适，如孕早期害喜、腹部胀气、排便不畅甚至是痔疮等与肠胃消化系统功能息息相关的问题。其实这些都是常见现象，当类似的情况发生时或发生前，准妈妈们需要找对正确的应对办法，从而让自己更加舒适、健康地度过这段特殊时期。

（1）孕期害喜：害喜又称为"孕吐"，是在怀孕初期（4～8周）开始出现的正常现象，指准妈妈们在孕早期通常会经历恶心、呕吐、食欲下降等症状，这种现象在早晨醒后起床时最为显著。当听到这个词时，常常会使一些备孕期的女性产生恐惧、抵触的心理，但其实害喜可以通过一些方式得到减缓，并也会随着时间的推移（16周左右）而慢慢得到缓解。

导致准妈妈出现这种生理反应的因素较多，例如怀孕后体内荷尔蒙分泌增加，造成各项激素水平发生变化，从而影响了准妈妈的肠胃消化系统，此时胃肠道蠕动频率降低，消化不良，从而导致了反胃、呕吐等反应。除此以外，心理和精神状态，例如紧张和不稳定的情绪、心理压力大也会导致害喜现象的发生，从而引发身体不适。

一般情况下害喜现象可能导致孕妇出现体重减轻的状况，但只要体重变化没有超过孕前体重的5%，则均属于可接受程度，通常不需要接受药物治疗。但是少数孕妇害喜反应强烈，也就是所称的"妊娠剧吐症"，此时准妈妈应当及时就医并遵医嘱服用适量的止吐剂或促进肠胃功能的药物。

（2）腹部胀气和便秘：由于激素水平的改变以及子宫扩大的压迫，加上一些孕前保持下来的不合理的饮食习惯，使得孕期肠胃功能受到影

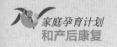

响，消化活动减弱，绝大多数准妈妈在整个怀孕期间都可能会经历腹部胀气的情况。当孕妇感到腹胀时，可能会影响其食欲，不利于营养物质的摄取和吸收，除此以外还可能造成便秘，严重者腹部会有剧烈的疼痛感。当腹部胀气的情况发生时，准妈妈首先应当考虑从自己的日常饮食结构和饮食习惯方面来改善，例如少量多餐，多吃水果、蔬菜类富含纤维素的食物，补充足够的水分以及通过轻柔按摩推拿等形式帮助肠道蠕动，强化肠胃消化功能。

（3）胃酸反流：是指准妈妈在怀孕后特别是孕晚期会突然感到喉咙或者胸部有强烈灼热感，俗称"烧心痛"，并伴随恶心呕吐等症状，在平躺或躯体弯曲时尤为强烈。但是除了身体不适外，其实并不会对准妈妈或者胎宝宝产生太大影响。胃酸反流产生的原因同样也与孕期激素水平改变、肠胃空间受到压迫有关。此时准妈妈们可以通过避免食用果酸含量较高的水果如柑橘、碳酸饮料、西红柿以及巧克力等高脂肪高油量食物，在饮食过程当中完全咀嚼食物，避免大量喝水，餐后散步等方式改善胃酸反流可能导致的身体不适。

（4）痔疮：是临床上的一种最常见的肛门疾病，指肛门口周围的静脉不正常扩张，或直肠下端的肛垫出现病理性肥大。孕妇是痔疮的高发人群，这种情形多发生于怀孕中后期，这与妊娠期间孕妇久坐不动，运动不足，盆腔内动脉血流增多、子宫增长、盆腔受到压迫从而使得痔静脉回流不畅有关。此时基于安全因素一般不建议手术治疗，而多采用保守治疗。对于痔疮，准妈妈宜加强重视，以预防为主。对此，准妈妈应当养成良好的饮食习惯，多吃含粗纤维的食物，多喝水，少吃油腻辛辣的食物，同时养成规律的排便习惯，合理地参与户外活动。如不慎患上痔疮，准妈妈应当考虑饮食结构是否存在问题，并通过温水坐浴，适度活动，自主练习肛门收缩运动等方式减缓疼痛和不适，如未得到缓解则应及时就医。

2 失眠得警惕，舒坦度孕期

孕期失眠会带来哪些影响？

对于孕期的准妈妈来说，在怀孕期间因为要面对各种妊娠期生理反应，时常出现头晕、倦怠、食欲不振、精神萎靡的状态，因此，睡觉便成了缓解这些不良反应的有效方式，身体所需要的休息、睡眠时间相比于孕前来说会更多。但是随着时间的推移，特别是怀孕 12 周以后，相关的妊娠反应或多或少的都能自行得到减缓甚至消失，此时有一部分准妈妈开始不时地失眠，难以入睡，得不到充分有效的休息。

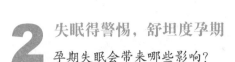

失眠可能带来诸多的潜在危害

一方面，不好的睡眠质量将不利于准妈妈缓解孕期的精神压力，不但会降低其神经和免疫系统功能，还会提高患抑郁症的概率。其次，研究表明长期睡眠障碍的准妈妈剖宫产的概率比起正常休息的准妈妈来说会提高 4 倍之多。更重要的是，准妈妈的作息时间不规律的话，对于胎宝宝自身形成良好的作息习惯也有影响。因此失眠不但对准妈妈的健康有损害，还甚至会危及胎宝宝的成长。

导致准妈妈们失眠的因素有哪些？

鉴于失眠可能造成的各种影响，准妈妈及其家人们对于孕期失眠的现象需要有足够的重视，并在发现准妈妈有失眠症状的时候采取适当的方法，及时地缓解和处理。那么可能导致准妈妈们失眠的因素有哪些呢？

首先，失眠更常出现于初次怀孕的准妈妈，因为怀孕和生产经验的

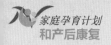

不足而对胎宝宝产生不必要的担忧，加上对于新生命诞生的期待和幸福感，或者在怀孕初期一时无法适应自己在身体和心理上的变化时，就可能会导致失眠。

此外，准妈妈的妊娠反应还深刻地受自身激素分泌和激素水平改变的影响，腹内胎儿的较高的新陈代谢水平也会使得准妈妈较难平静入睡。对于胎宝宝来说，因为在准妈妈的腹中自由生长是没有昼夜之分的，对于准妈妈来说夜晚应当是正常休息时间，然而胎宝宝的成长发育却不会停止，并不断地汲取母体的养分。特别是孕期后段，随着子宫的体积越来越大，准妈妈辗转反侧，无法入睡的可能性会更大，失眠症状也会愈加严重（图2-4）。

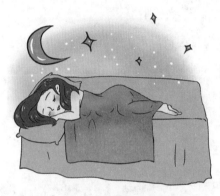

图2-4　良好的习惯帮助更有效地入睡

如何应对失眠的困扰？

失眠的危害那么多，准妈妈们又应当怎么来积极应对失眠带来的困扰呢？当准妈妈发现自己失眠时，也不要过度焦虑，掌握以下助眠的小妙招，同时在日常生活中养成良好的习惯，就能帮助自己更加有效入睡，轻松舒坦地度过孕期。

（1）学会保持适宜的睡姿。对于缓解失眠来说，准妈妈睡觉的姿势非常重要，其中最好的睡姿则是朝左侧身躺卧。这是因为相较于侧卧而言，仰卧时因为子宫在身体里的生长位置有较大概率会压迫到下腔静脉，造成下肢静脉曲张、脚部浮肿等并发症，从而影响对子宫的供血和胎宝宝的发育。因而对于失眠的准妈妈来说左侧位躺卧会是较为理想的睡姿。

（2）睡前听听助眠音乐。实验表明，轻松舒缓的助眠音乐能够提高准妈妈的精神状态，有效地缓解孕期的焦虑，传递较为积极的情绪，从而减轻失眠症状。不仅如此，在胎动较为频繁的夜间进行音乐胎教，还有助于促进胎宝宝大脑发育，提高智力水平。

（3）让日间锻炼成为习惯。孕期妈妈虽不适宜进行剧烈的运动，但是动作幅度较小、舒适度较高的日间活动还是很有必要的，例如孕期瑜伽就是一个非常好的选择，不仅能够缓解准妈妈的失眠症状，还能提高睡眠质量，增加深度睡眠时间。但需要注意的是，在练习瑜伽的时候，准妈妈应当以个人的需要和舒适度为准，练习与自己身体状况较为协调的瑜伽姿势，尽量避免高难度的屈伸动作。

3 学会情绪管理，杜绝产前抑郁

怀孕无论对于准妈妈准爸爸还是整个家庭来说，都是一件幸福和值得期待的事。优生优孕对于孕期的准妈妈准爸爸来说，是较为理想的迎接胎宝宝的状态。除了通过婚前检查严防遗传和先天疾病，适当补充营养外，准妈妈良好的心态、夫妻间融洽的感情与和谐的家庭氛围也是达到优生优孕的重要因素。我们也有提到妊娠期准妈妈无论是在心理还是生理上都要面对巨大的变化，特别是各种早孕反应如恶心、呕吐、乏力等，通常会使准妈妈表现出烦躁、易怒或激动的情绪。当准妈妈没有做好准备或者没有寻求解决问题的办法，做好角色转换并以积极的态度来应对这种变化时，则极有可能患上产前抑郁。

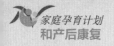

据调查显示，情绪波动是准妈妈在孕期经历的正常心理反应，绝大多数的准妈妈在妊娠期间都会产生焦虑心理，但当准妈妈不善于调节这些消极的情绪时，便会愈加严重，逐渐演变为抑郁症。近年来，以白领为主的准妈妈出现产前精神心理问题、患上抑郁症的概率正在呈现上升趋势。那么作为一种不健康的心理状态，产前抑郁会对准妈妈和胎宝宝产生什么样的影响呢？

首先，产前抑郁可能导致准妈妈的神经和免疫系统紊乱，导致肠胃消化功能异常，食欲下降，影响准妈妈和胎宝宝对于必要营养物质的吸收，进而影响胎宝宝的生长发育。其次，消沉的情绪还会导致孕妇的血压升高，影响脏体功能，严重焦虑甚至可能造成早产、流产等现象。除此以外，还有可能诱发甲亢。愉悦的心情是胎教的重要因素，准妈妈如果不能及时地调整自己的不健康情绪，甚至还导致胎宝宝也不同程度地患上自闭、多动症等心理疾患。

产前抑郁如何缓解？

产前抑郁危害巨大，因此无论是对于准妈妈、准爸爸还是整个家庭来说都要特别重视，应当及时寻求缓解或解决的方式，以防患于未然。

一方面，准妈妈应当及时进行角色转换，积极地调节自己的情绪，以平和、乐观的心态面对孕期各种不适，形成良好的饮食结构和生活习惯。同时，还要学会培养兴趣爱好，吸收新知识，从稳定的日常节奏中领会生活的情趣。除此以外，准妈妈还应当主动倾诉，不要强压怒气，要树立信心，主动接受和解决矛盾。

另一方面，家人和朋友的关心和爱护也是重要的心理调节因素。准爸爸和其他家人都应当时刻关心准妈妈心理变化，通过各种方式，给予准妈妈关心体贴和帮助，使之保持稳定的情绪和愉悦的心情，为其营造一个温暖舒适、安静清洁的孕期环境（图2-5）。

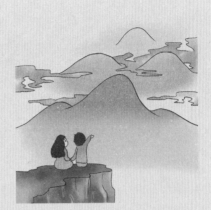

图2-5 准爸爸应当积极参与情绪心理调节

为了自身与胎宝宝的健康，当以上各种方式都无法缓解产前抑郁时，准妈妈就要及时去看妇产或心理医生，寻求专业的帮助了。

4 孕期护肤有益，孕妈身心美丽

怀孕与护肤是否矛盾？

由于激素分泌和激素水平改变，会影响到皮脂膜的完整性和皮肤的蓄水、修复能力，妊娠期内的准妈妈较孕前更容易遭遇色斑、皮肤干燥敏感、松弛晦暗等问题。但是考虑到护肤品中可能含有的不明化学成分，同时也是为了腹中胎宝宝的安全，很多准妈妈不敢继续使用护肤品。那么怀孕真的意味着要跟青春说再见，准妈妈的美丽就这样一去不复返了吗？孕期女性是否能使用护肤品呢？

事实是，准妈妈的担忧虽然不无道理，但是只要选择成分适宜的护肤品和合理的护肤方式，准妈妈在孕期内适当地使用一些护肤品其实是可以的。当准妈妈出现肌肤问题，这时如果不采取任何措施，问题可能会越加严重。这对于爱美的女性来说，很可能引发低落、烦躁等情绪，并产生心理焦虑，使得患上产前抑郁的概率增加。因此，护肤对于准妈

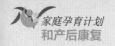

妈保持良好情绪,杜绝产前抑郁都有积极的作用。当然在使用过程当中,准妈妈需要注意以下几个方面的问题。

（1）注意护肤品成分及含量：孕期内胎宝宝的养分大多来自母体,并通过胎盘、血液循环传递营养物质。由于部分小分子物质能穿过胎盘屏障,到达胎宝宝体内而被吸收,直接影响胎宝宝的生长发育,因此准妈妈应当格外注意所使用的护肤品的成分和含量,选择安全不添加的孕妇专用类的护肤和洗护产品,不要随意使用含酒精、染料、重金属甚至是激素的功能性产品,杜绝彩妆、指甲油、染发剂等化妆品,避免对胎宝宝的健康产生不利影响。

（2）做好过敏测试：准妈妈在使用未使用过的护肤品时应当注意先取小样进行皮肤过敏测试,在保证无过敏症状的前提下放心使用。一旦发现过敏的可能性,应当立即停止相应产品的使用,避免潜在威胁。

（3）夜间护肤效果好：在夜晚放松的休息时间里,人体的皮肤的渗透力是最强的,因此准妈妈晚上入睡前进行适当的护肤,可能会取得较好的效果。

（4）注意控制使用护肤品的数量和频率：一般准妈妈可按照产品说明书的解释,使用适量的护肤品,并以少于建议数量和频次使用为宜。在保证护肤效果的前提下,孕期护肤品可于早晚 2 次使用,并以补水保湿为主,避免使用过度。

总而言之,孕期里准妈妈可以使用适当的护肤品（图2-6）,但需要选择针对孕妇的纯天然、无添加以及适合自己肤质的产品。这样才能在积极应对孕期反应的同时,保持美丽的面容和美丽的心情。

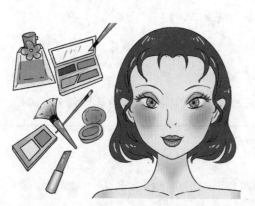

图2-6　准妈妈应选择适当的护肤品

产前检查旨在监测胎儿宫内环境和生长发育情况，监护孕妇各系统变化，促进健康教育与咨询，提高妊娠质量，减少出生缺陷。规范系统进行产检是确保母婴安全的关键环节，根据不同孕周孕妇和胎儿的变化，我们制定产前检查的次数和内容。目前我们将整个妊娠过程分为3部分，第13周末前称之为早期妊娠，第14周至第28周称为中期妊娠，第28周及其后称为晚期妊娠。

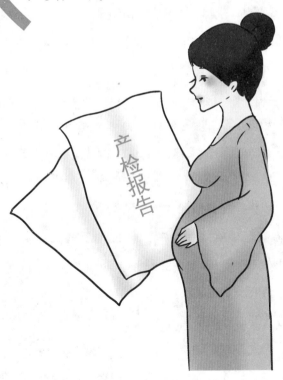

产检报告

第二章

产检你需要提前了解的事项

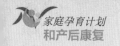
一、早孕的产检注意事项

备孕中的准妈妈们在月经周期超过 1 周没来，就可以自行在家中查尿验孕，但验孕棒的结果并不是 100% 准确的，最好到医院查黄体酮和血清 β-HCG 值、B 超。首次产前检查的时间应从确诊妊娠早期开始，主要目的是确定孕妇和胎儿健康状况，估计和核对胎龄，制定产前检查计划。孕妇需要建立妊娠期保健手册、确定孕周、推算预产期、评估妊娠期高危因素，并进行系统的全身检查、产科检查和必要的辅助检查。

首次产前检查孕妇需要建立妊娠期保健手册，详细登记年龄、职业、孕早期有无感染和用药史、工作环境、劳动状况、睡眠等情况，医生根据个人基本情况评估孕妇的高危因素。同时，根据月经、B 超、排卵时间或胚胎移植时间核实孕周，推算预产期是从末次月经的第一天算起，月份减 3 或加 9，日数加 7，以公历推算，若孕妇只知农历日期，则需先换算成公历再推算。实际分娩日期可与预产期日期不同。若孕妇记不清末次月经日期或哺乳期尚未月经来潮，或月经紊乱的孕妇，可根据早孕反应时间、超声检查出现孕囊和胎芽时间、胎动开始时间、性生活时间、监测排卵日期来推测预产期。孕妇应告知既往孕产史、有无难产、死胎死产史、既往分娩方式及有无产后出血、输血史、特殊疾病、手术史、家族遗传病史等，以供医生评估此次胎儿风险。

首次产前检查要做的产检项目有：测量血压、体重指数、胎心率、血常规、尿常规、血型 (ABO 和 Rh 血型类型)、空腹血糖、肝功能和肾功能、甲状腺功能、乙型肝炎病毒表面抗原、梅毒螺旋体、艾滋（HIV）筛查、心电图、B 超检查等。妊娠早期 B 超检查可确定是否宫内妊娠和孕周、胎儿是否存活、胎儿颈项透明层、胎儿数目或双胎绒毛膜性、子宫附件情况。对于没有做过婚检、孕检的人，还要增加地中海贫血的筛查，家里养宠物的人，则要增加寄生虫、TORCH 检查。第一次产检做的检查项目相对最多，这也是为了全面检查准妈妈的健康情况，同时也提醒大家，要带上准爸爸一起检查，并且要了解你和他的直系亲属及家族成员的健康和遗传性疾病情况。

怀孕初期产检重点项目解读

胎儿颈项透明层厚度检测——胎儿畸形筛查（NT）：在怀孕 11 ~ 13+6 周内进行，是指胎儿颈后部皮下组织内液体的积聚程度。NT 的厚度增加，胎儿异常的可能性增加，这种异常主要包括染色体异常、胎儿心血管畸形及胎儿颈部水囊瘤等淋巴系统问题。凡测值小于 2.5 mm 时判断为正常。

二、中孕的产检注意事项

根据围生期医学会所建议的理想产检，在妊娠 28 周以前，准妈咪应该每个月进行 1 次产检；28 ~ 36 周之间，则每 2 周进行 1 次产检，但是如果孕妈咪出现子宫发硬、持续性腹痛或有出血情况时，则建议立即到医院检查，以防万一。

每次产检我们都需要测量血压、体重包括增长速度，评估孕妇体重增长是否合理，检查有无水肿及其他异常。常规复查血常规及尿常规。同时包括腹部检查、产道检查及胎儿情况（胎心率、胎儿大小、胎位、胎动及羊水量），适时进行 B 超检查。

怀孕中期产检重点项目解读：

1. 唐氏综合征：即 21-三体综合征，又称先天愚型或 Down's 综合征，

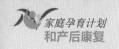
是最早被确定的染色体病，60% 患儿在胎内早期即夭折流产，存活者有明显的智能落后、特殊面容、生长发育障碍和多发畸形。目前尚无有效治疗方法，最好手段是通过产前筛查确诊后即通过引产来终止妊娠。

2. 胎儿系统 B 超：系统 B 超就是应用高分辨率的彩色多普勒血流显像仪对胎儿全身做系统的检查，检查的内容包含单腔心、无脑儿、严重胸腹壁缺损伴内脏外翻、致死性软骨发育不良、严重开放性脊柱裂、严重脑膨出等严重身体结构畸形。系统 B 超合适检查时间为怀孕第 22 ～ 24 周。因为这个时期的胎儿大小适中，羊水量充足，比较容易采集到相对清晰的图像。

3. 糖尿病筛查：妊娠期间的糖尿病有两种情况，一种为妊娠前已确诊患糖尿病，称为"糖尿病合并妊娠"；另一种为妊娠前糖代谢正常或有潜在糖耐量减退、妊娠期才出现或确诊的糖尿病，又称为"妊娠期糖尿病（GDM）"。孕 24 ～ 28 周的孕妇均应做糖筛查试验。

（1）空腹血糖测定 ≥ 5.1 mmol/L 可以直接诊断妊娠期糖尿病，不必行口服葡萄糖耐量试验（OGTT）；空腹血糖 > 4.4 mmol/L，发生妊娠期糖尿病可能性极小，可以暂时不行 OGTT。空腹血糖 ≥ 4.4 mmol/L 且 < 5.1 mmol/L 时，应尽早行 OGTT。

（2）口服葡萄糖耐量试验（OGTT）

目前我国采用葡萄糖 75 g 的 OGTT 诊断糖尿病。诊断标准：禁食至少 8 小时。检查时，5 分钟内口服含 75 g 葡萄糖的液体 300 ml, 分别测定孕妇服糖前及服糖后 1 小时、2 小时的血糖水平。3 项血糖值应分别低于 5.1 mmol/L、10.0 mmol/L、8.5 mmol/L（92 mg/dl、180 mg/dl、153 mg/dl），任何一项血糖值达到或超过上述标准即可诊断妊娠期糖尿病。

三、晚孕的产检注意事项

孕 28 ~ 36 周，每 2 周产检 1 次（分别于孕 30、32、34 和 36 周）；孕 36 周后每周 1 次（分别于孕 37、38、39 和 40 周）。孕晚期是最容易发生产科并发症的时期，要注意观察有无头痛、眼花、水肿、阴道流血、阴道分泌物异常、胎动、饮食、睡眠、运动情况等。28 周后应该开始计数胎动，现在我们可以运用手机上的数胎动 APP 进行胎动计数，这对准妈妈来说方便、依从性较强。从 34 周后开始行胎心监护，如有高危因素的准妈妈可适量提前行胎心监护。30 ~ 34 周复查 B 超，观察胎儿生长发育情况、胎盘位置及成熟度、羊水情况（过多或过少），发现孕中期漏诊的畸形或孕晚期才出现的畸形。同时，孕 34 周开始行骨盆外测量评估生产条件。而孕 36 周后准妈妈就可以进行分娩前准备了。

从 37 周开始孕期进入足月阶段，随时都有发作的可能，每周行胎心监护至少 1 次。妊娠 38 ~ 39 周行骨盆内测量，分娩鉴定。结合彩色 B 超及胎儿外监护、骨盆内外测量及查体、产妇意见决定分娩方式，是否提早入院（图 3-1）。

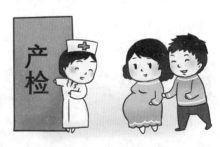

图3-1　孕晚期的产检

正常产妇不宜提早入院待产，因产科病房内的每一件事，都可能影响住院者的情绪，这种情绪往往对产妇不利。一般决定分娩方式后再做打算，阴道分娩者可回家待产，待有临产征兆再住院。如有以下情况需要提早入院：双胎妊娠、臀位足先露、妊娠期糖尿病、瘢痕子宫、妊娠高血压疾病、心脏病、前置胎盘等。

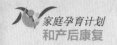
四、系统彩超和四维彩超有什么区别

四维彩超与其他普通彩超相比，可以实时的观察人体内部器官的动态运动。四维彩超能够多方位、多角度地观察宫内胎儿的生长发育情况，为早期诊断胎儿先天性体表畸形和先天性心脏疾病提供准确的科学依据。四维彩超还能对胎儿的体表进行检查，如唇裂、脊柱裂、大脑、肾、心脏、骨骼发育不良等，以便尽早地进行治疗。四维彩超单胎的最佳检查时间是 20 ~ 24 周。因为这个时期的胎儿大小适中，羊水量充足，比较容易采集到相对清晰的图像。

系统彩超是采用高分辨率的彩色多普勒血流显像仪对胎儿全身做系统的检查，专门针对胎儿大脑、心脏、内脏器官进行排畸检测，相比而言，四维彩超仅检测到胎儿的体表。

四维彩超的检查范围相对来说比较全面，宝宝的身体发育状况能够明显被观察到。

选择四维还是系统彩超要根据自身情况而定

系统彩超和四维彩超两者各有各特色，相比来说，可能四维的会全面一点，可以进行大排畸，系统彩超和心脏超声一起检查也可以对内脏器官进行检查，不管是四维还是系统彩超都有最佳检查时间，系统彩超的时间是怀孕 22~24 周，四维彩超则是 24~28 周，所以要做什么检查还要看准妈妈的情况，准妈妈可以自行选择。

第四章

孕期常见疾病

怀孕期间，由于准妈妈身体内环境的改变，大量进食高营养食物，再加上运动量变少，孕妇身体素质下降，难免会患上一些疾病，如贫血、糖尿病和高血压等，准妈妈也不必过于烦恼和慌张，本章将告诉你如何处理这些问题。

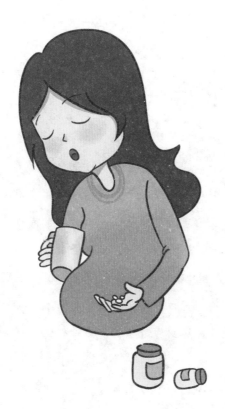

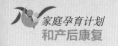
一、地中海贫血

1 认识地中海贫血

地中海贫血，是一种遗传性溶血性贫血疾病，由于遗传的基因缺陷导致血红蛋白中一种或一种以上珠蛋白链合成缺乏或不足所导致的贫血或病理状态。在我国，主要在广东、广西、四川、重庆等地发病率较高，它可以简单地分为三种类型：一是轻型贫血，二是中间型贫血，三是重型贫血。它可以根据珠蛋白链出现问题的不同分为α型、β型、δβ型和δ型4种类型，以α型、β型地中海贫血多见。

地中海贫血常常被忽略

因为大部分地中海贫血表现为轻型贫血，平时无临床症状或表现为轻度贫血，脾脏不大或者轻度增大，病程经过良好，所以容易被忽略，又因准妈妈们、准爸爸们对该病的认识不够，在孕前检查是不会常规检查地中海贫血基因筛查，而宝宝自父母双方各继承两个α珠蛋白基因合成足够的α珠蛋白链，自父母双方各继承一个β珠蛋白基因合成足够的β珠蛋白链。如果父母双方都表现为轻型的地中海贫血，那么宝宝就有概率成为重型地中海贫血患者，出生数日可能出现进行性贫血、肝脾肿大进行性加重、黄疸等，严重时需输血维持生命，严重影响宝宝的生长发育。而且准妈妈们在怀孕期间也会因妊娠血容量增加引起贫血进行性加重，严重时也需要治疗。

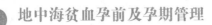

2 地中海贫血孕前及孕期管理

（1）如何发现地中海贫血：因地中海贫血疾病分布的地域性，所以地中海贫血基因筛查被纳入有些地区早孕期必查项目之一。为保证每个家庭都有健康的宝宝出生，还是建议各位准妈妈、准爸爸们在怀孕前行孕前检查，<u>查血常规、血红蛋白电泳、地中海贫血基因筛查</u>，以筛查出轻型、中间型的地中海贫血患者。若已经意外怀孕的各位准妈妈们也不用担心，在早孕期间行血常规、血红白蛋白电泳及地中海贫血基因筛查也同样可以估测宝宝的发病概率。

（2）地中海贫血的准妈妈们怎么办？若准妈妈们已经确诊为轻型的地中海贫血患者，准爸爸们地中海贫血基因筛查正常，那么准妈妈们孕期定期产检，复查血常规以了解血红蛋白情况。孕期注意休息、加强营养，适当补充叶酸和维生素 B_{12}，若出现轻度、中度贫血，需进一步行<u>铁蛋白测定检查</u>，以排除缺铁性贫血，若出现重度贫血，那么输血为治疗本病的主要措施，最好输注洗涤红细胞，以避免输血反应的发生。若准妈妈、准爸爸们为同型的地中海贫血患者，那么需要进一步去产前诊断中心择期行产前诊断检查，鉴定未知的突变，以保证健康的宝宝出生。

二、妊娠期糖尿病

1 妊娠期糖代谢的特点

在妊娠早中期，随孕周增加，胎儿对营养物质需求量增加，通过胎盘从母体获取葡萄糖是胎儿能量的主要来源，孕妇血糖水平随妊

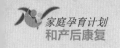
娠进展而降低，空腹血糖下降约10%。到妊娠中晚期，孕妇体内拮抗胰岛素样物质增加，使孕妇对胰岛素的敏感性随孕周增加而下降，为维持正常糖代谢水平，胰岛素需求量必须相应增加。对于胰岛素分泌受限的孕妇，妊娠期不能代偿这一生理变化而使血糖升高，则出现妊娠期糖尿病。

2 糖尿病对妊娠的影响

糖尿病对妊娠的影响取决于血糖控制水平，若血糖控制不良，对母婴影响极大。高血糖可使胚胎发育异常甚至死亡，引起胎儿发育畸形、巨大儿、胎儿生长受限；妊娠期糖尿病孕妇易并发妊娠期高血压、感染、羊水过多，远期患2型糖尿病概率也增加；糖尿病孕妇分娩的宝宝也容易患新生儿呼吸窘迫综合征、新生儿低血糖等。但若血糖控制良好，预后一般均较好。

3 妊娠期糖尿病的预防

妊娠期糖尿病是妊娠期特发性的疾病，一般妊娠结束后会自行好转,但将来患2型糖尿病的风险会增加。妊娠前糖尿病我们很难预防，在某种程度上妊娠期糖尿病是可以预防的。

俗话说"病从口入"，糖尿病就与吃关系密切，因此预防妊娠期糖尿病首先要从"吃"说起。通常很多人开始备孕就紧张起来，觉得要先把"土壤"养肥沃了才能孕育，因此备孕开始就加强营养,导致营养过剩，未孕先胖 1.5 ~ 2.5 kg。实际上我们常人备孕只需正常合理膳食,不需要额外补充营养，除了额外服用叶酸。如果属于妊娠期糖尿病高危人群（如超重或肥胖，BMI ≥ 25；年龄 ≥ 35 岁；糖耐量异常史；患有多囊卵巢综合征；有糖尿病家族史以及既往妊娠期糖尿病病史）在备孕期间就应该刻意"管住嘴、迈开腿"，并持续整个孕期及产后。对于超重、肥胖或患有多囊卵巢综合征的备孕女性如果孕前能减脂那是更好，当然是通过饮食控制加运动减脂。"管住嘴、迈开腿"指的就是合理膳食及运动，这是预防妊娠期糖尿病的唯一处方，所有的准孕妇、准妈妈们如果孕前及孕期都遵照此处方，那患妊娠期糖尿病的机会就大大降低。

如何"管住嘴、迈开腿"，就要养成如下健康饮食好习惯

①少吃多运动，每餐八分饱，并辅助适当运动；②合理膳食、均衡营养，主食粗细搭配、可选择一些粗粮、杂粮；副食荤素搭配；③定时定量，控制每天的总能量摄入，少量多餐，不随意加餐；④少吃或尽量不吃甜食，如精致碳水化合物（烘焙食物、饼干和糖类）、反式脂肪酸（人造黄油及加工食品）、加糖饮料等；⑤低脂低胆固醇饮食，血脂异常者更要少吃胆固醇含量高的食物，如动物内脏；⑥适量吃新鲜水果，少吃含糖量高的水果如西瓜、菠萝，糖尿病高危人群更需控制水果摄入；⑦多食绿叶蔬菜、多喝水。通过健康的饮食习惯，在孕前及孕期管理好体重，即使妊娠期糖尿病高危人群也有望预防此病。

4 妊娠期糖尿病的处理

如果一不小心被发现患有妊娠期糖尿病，请准妈妈们必须重视，从此走上"控糖之路"。但也不必忧心忡忡，只要血糖控制好，母胎结局往往良好。如何控制血糖，可以从以下五个方面着手。

（1）接受健康教育：通过孕妇学校的学习，了解孕期如何营养及体重管理，并且通过营养门诊就诊，接受营养指导。

（2）控制饮食治疗：由营养师进行营养指导，通过饮食调节来控制

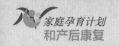
血糖，饮食调节的目的是既能保证妊娠期间的热量和营养需要，又能避免餐后高血糖或饥饿酮症出现，保证胎儿生长发育正常。

（3）运动治疗：运动方式以有氧运动最好，如散步、中速步行、慢跑、孕妇瑜伽和广播体操等，一般于餐后 0.5 ~ 1 小时进行，持续 30 ~ 40 分钟，运动时应随身携带饼干或糖果，有低血糖先兆时可及时食用。但注意个别孕妇不宜运动（如患有心脏病、妊娠期高血压疾病、前置胎盘、宫颈机能不全、先兆流产或早产者等）。

（4）药物治疗：妊娠期糖尿病患者经饮食治疗后，血糖及相应尿酮体检测提示结果未达到标准，尤其饮食控制后出现饥饿性酮症，增加热量血糖又超标者，应及时加用胰岛素治疗。

（5）自我的监测，体重监测：每周精确测量体重 1 次，清晨排空膀胱，着睡衣赤脚称重；血糖监测：每天监测空腹及三餐后 2 小时的血糖，并做好记录；每天膳食记录：记录每餐及加餐时间，所进食物的名称和量（表 4–1）。

表 4–1　孕期每天能量摄入量及妊娠期体重增长标准

基于妊娠前体重指数推荐的孕妇每天能量摄入量及妊娠期体重增长标准				
妊娠前体重指数（kg/m²）	平均热量［kJ（kcal）/d］	妊娠期体重增长值（kg）	妊娠中晚期每周体重增长值（kg）	
			均数	范围
<18.5	8 368 ~ 9 623（2 000 ~ 2 300）	12.5 ~ 18.0	0.51	0.44 ~ 0.58
18.5 ~ 24.9	7 351 ~ 8 786（1 800 ~ 2 100）	11.5 ~ 16.0	0.42	0.35 ~ 0.50
≥ 25.0	6 276 ~ 7 531（1 500 ~ 1 800）	7.0 ~ 11.5	0.28	0.23 ~ 0.33

注：妊娠中、晚期在上述基础上平均依次再增加约 836.8 kJ（200 kcal）/d；多胎妊娠者，应在单胎基础上每天适当增加 836.8 kJ（200 kcal）能量摄入。妊娠早期平均体质量增加：0.5 ~ 2.0 kg。

三、妊娠期肝内胆汁淤积症

1 妊娠期肝内胆汁淤积症（ICP）的诊断

ICP是妊娠中、晚期特有的并发症，发病有明显地域和种族的差异，我国长江流域等地发病率较高。临床表现主要为皮肤瘙痒、生化检测血清总胆汁酸升高。ICP对孕妇是一种良性疾病，但对围生儿可能造成严重的不良影响。

ICP的诊断根据临床症状和实验室检查，并排除其他导致肝功能异常或瘙痒的疾病。①临床表现主要是孕晚期出现皮肤瘙痒，少数人有黄疸不适，分娩后瘙痒症状迅速消失；②实验室检查：空腹血清总胆汁酸TBA ≥ 10μmol/L，门冬氨酸转移酶（AST）和丙氨酸氨基转移酶（ALT）轻至中度升高，为正常水平的2～10倍，一般不超过1 000 U/L，部分患者谷氨酰转移酶（GGT）升高和胆红素水平升高，血清胆红素以直接胆红素为主。

2 ICP对母婴的影响

（1）对孕妇的影响：ICP患者伴发明显的脂肪泻时，脂溶性维生素K的吸收减少，可能导致产后出血。

（2）对胎儿及新生儿的影响：由于胆汁酸毒性作用使围生儿发病率和死亡率明显升高。可发生胎儿窘迫、早产、羊水胎粪污染。此外，尚有不能预测的突发的胎死宫内、新生儿颅内出血等。

3 ICP的处理

如果孕妇在中晚期出现皮肤瘙痒，需立即到医院就诊，排除是否患有妊娠期肝内胆汁淤积症。如果实验室检查结果正常，皮肤瘙痒症

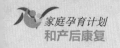
状经对症治疗后仍不能缓解，通常需间隔5~7天再次空腹复查肝功能。若抽血查肝功能异常，仍需排除其他疾病引起，如病毒感染，检查肝炎病毒、EB病毒及巨细胞病毒感染等，并完善腹部超声排除有无肝脏及胆囊的基础疾病。

对于部分孕周小于39周，轻度ICP患者（血清总胆汁酸10~39.9μmol/L）可门诊服药降胆酸治疗，降胆酸治疗的一线药物为熊去氧胆酸，二线用药或联合用药为S-腺苷蛋氨酸。口服降胆酸药物治疗7~10天为一个疗程。若口服治疗后瘙痒症状缓解，实验室指标明显下降，则治疗有效，可继续服药治疗直至总胆汁酸水平接近正常。如果经门诊治疗后总胆汁酸水平或肝酶下降不明显，反而进行性升高，或重度ICP孕妇（①血清总胆汁酸≥40μmol/L；②伴有其他情况，如多胎妊娠、妊娠期高血压、复发性ICP、曾因ICP致围生儿死亡者）需住院治疗。

ICP的孕妇，最主要的任务是注意胎动，胎动是评估胎儿宫内状态最简便的方法，胎动减少、消失等是胎儿宫内缺氧的危险信号，应立即就诊。

四、妊娠期高血压疾病的诊断和处理

1 妊娠期高血压疾病的诊断

妊娠期高血压疾病是妊娠与血压升高并存的一种疾病，包括以下五种类型及各自临床表现见表4-2和表4-3。

表 4-2　妊娠期高血压疾病分类与临床表现

分类	临床表现
妊娠期高血压	妊娠 20 周后出现高血压，收缩压 ≥ 140 mmHg 和（或）舒张压 ≥ 90 mmHg，于产后 12 周内恢复正常；尿蛋白（－）；产后方可确诊
子痫前期	妊娠 20 周后出现收缩压 ≥ 140 mmHg 和（或）舒张压 ≥ 90 mmHg，伴有尿蛋白 ≥ 0.3 g/24 h，或随机尿蛋白（＋）或虽无蛋白尿，但合并下列任何一项者： ● 血小板减少（血小板 <100 × 10^9/L） ● 肾功能损害（血肌酐水平大于 97.2 μmol/L 或为正常值 2 倍以上） ● 肝功能损害（血清转氨酶水平为正常值 2 倍以上） ● 肺水肿 ● 新发生的中枢神经系统异常或视觉障碍
子痫	子痫前期基础上发生不能用其他原因解释的抽搐
慢性高血压并发子痫前期	慢性高血压妇女妊娠前无尿蛋白，妊娠 20 周后出现尿蛋白，或妊娠前有尿蛋白，妊娠后尿蛋白明显增加，或血压进一步升高，或出现血小板减少 <100 × 10^9/L，或出现其他肝肾功能损害、肺水肿、神经系统异常或视觉障碍等严重表现。
妊娠合并慢性高血压	妊娠 20 周前收缩压 ≥ 140 mmHg 和（或）舒张压 ≥ 90 mmHg（除外滋养细胞疾病），妊娠期无明显加重；或妊娠 20 周后首次诊断高血压并持续到产后 12 周后。

表 4-3　重度子痫前期的诊断标准

子痫前期伴有下面任何一种表现
● 收缩压 ≥ 160 mmHg 和（或）舒张压 ≥ 90 mmHg（卧床休息，2 次测量间隔至少 4 h）
● 血小板减少（血小板 <100 × 10^9/L）
● 肝功能损害（血清转氨酶水平为正常值 2 倍以上），严重持续右上腹或上腹疼痛，不能用其他疾病解释，或两者均存在
● 肾功能损害（血肌酐水平大于 97.2 μmol/L 或无其他肾脏疾病时肌酐浓度为正常值 2 倍以上）
● 肺水肿
● 新发生的中枢神经系统异常或视觉障碍

2 妊娠期高血压疾病的预防

对于有子痫前期高危因素的孕妇(高危因素包括子痫前期病史、多胎妊娠、慢性高血压、肾脏疾病、糖尿病、自身免疫性疾病、肥胖（BMI ≥ 35 kg/m^2）、子痫前期家族史（母亲或姐妹）、高龄初产、妊娠间隔 ≥ 10 年或早孕期收缩压 ≥ 130 mmHg 或舒张压 ≥ 80 mmHg 等），可

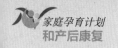
能有效的预防措施有以下几种。

（1）适度锻炼：妊娠期应适度锻炼，合理安排休息，以保持妊娠期身体健康。

（2）合理饮食：不需要严格限制盐的摄入，也不推荐肥胖孕妇严格限制热量摄入，但需遵照孕期营养指导。

（3）补钙：低钙摄入者（摄入量 < 600 mg/d）的孕妇建议补钙，每天口服 1.5 ～ 2.0 g。

（4）阿司匹林：抗凝治疗对于有子痫前期高危因素者，可以从妊娠 12 周起开始预防性使用低剂量阿司匹林至 36 周，或至终止妊娠前 1 周。

3 妊娠期高血压疾病的治疗

对于妊娠期高血压疾病，治疗目的是控制病情，延长孕周，尽可能保障母婴安全，治疗原则主要为降压、解痉和镇静等；密切监测母婴情况，适时终止妊娠是最有效的处理措施。

对于有慢性高血压病史的孕妇，在孕前应全面检查，排除有无高血压并发症，如高血压肾脏损伤、肝脏损伤、眼底改变和心脏病变等。如孕前一直服用降压药控制血压，则孕前可将降压药调整为推荐孕妇使用的降压药物，如拉贝洛尔、硝苯地平、甲基多巴。孕期禁止使用血管紧张素转换酶抑制剂（ACEI）和血管紧张素 II 受体拮抗剂（ARB）。

当被诊断妊娠期高血压疾病，特别是子痫前期的孕妇，要特别关注自己的血压，每天自己监测血压并做好记录，注意有无头痛、眼花、胸闷、腹部疼痛不适、胎动异常、阴道流血、尿量及体重变化等。若出现以上不适症状，或血压持续偏高、短期体重增加明显、全身水肿明显、尿量减少等需及时就诊。

对于妊娠期高血压和子痫前期患者可门诊治疗，重度子痫前期患者应住院治疗。门诊治疗孕妇应定期监测血常规、凝血象、肝肾功、尿常规、24 小时尿蛋白定量、随机尿蛋白 / 肌酐、胎心监护、产科超声包括脐动脉血流、孕妇超声心动图等检查。

降压治疗的目的是预防子痫、心脑血管意外和胎盘早剥等严重母婴并发症。收缩压 ≥ 160 mmHg 和（或）舒张压 ≥ 110 mmHg 的严重高血压必须降压治疗。目标血压：未并发器官功能损害者，收缩压应控制在130 ~ 155 mmHg，舒张压控制在 80 ~ 105 mmHg，并发器官功能损害者（如肝肾心眼等器官功能异常）则收缩压应控制在 130 ~ 139 mmHg，舒张压控制在 80 ~ 89 mmHg。降压过程力求下降平稳，不可波动过大，为保证子宫胎盘血流灌注，血压不建议低于 130/80 mmHg。

妊娠期高血压孕妇日常检查需注意以下几点：

（1）需安静休息 5 ~ 10 分钟后再测血压，避免活动、饭后、情绪激动时测血压。

（2）查尿常规取尿标本前可清洗外阴，留中段尿，避免尿液被污染导致结果误差。

（3）如何留 24 小时尿，查 24 小时尿蛋白定量：早上 8 时应把膀胱内的尿排清并弃去，开始计时，把 24 小时所排出的尿全部贮存在一个容器内，包括第二天早上 8 时准解出的尿。计量贮存的所有尿量，所有尿量搅匀后取一小杯测定蛋白量。

（4）每天早晨起床后，排空大小便，着睡衣空腹称重并做好记录。

第五章

孕期安全用药

　　妊娠后，孕妇体内酶有一定的改变，对某些药物的代谢过程有一定的影响。药物不易解毒和排泄，可有蓄积性中毒，在孕早期胎器官形成时，药物对胎儿有一定的影响，故感冒最好不吃药。但万事都是一分为二，孕妇用药有一定的风险，并不是完全无益。一些疾病本身对胎儿、母亲的影响远远超过药物的影响，这时，就应权衡利弊，在医生指导下，合理用药。

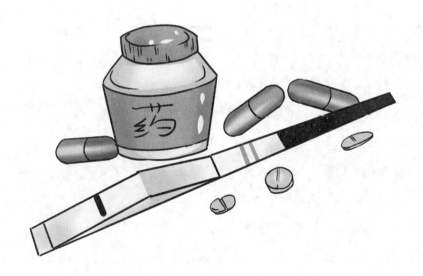

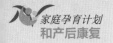

一、孕期感冒处理

怀孕的妈妈最害怕的就是生病,偏偏赶上气候经常变化的季节,准妈妈因抗病能力下降,常常无法照顾好自己的身体,进而出现感冒症状。孕妇病了,可不是一件小事儿,因为任何一种药物都可能直接影响到肚中的宝宝。如何帮助感冒的孕妇恢复健康,首先要了解孕期感冒用药的安全,切不可走入误区。

看一看那些容易陷入的用药误区

误区一:吃药影响胎儿健康,坚决不吃药

有的孕妇担心"吃药三分毒",为了胎儿坚决不吃药;病后拒不服药,会让小病成大病,影响孕妇和胎儿的健康。

误区二:中药或中成药安全

有的孕妇认为中药无不良反应,生病后常常自行到药店购买中药或中成药。殊不知,不少中成药是孕妇禁用;不少中药也可能对孕妇及胎儿带来极大的危害。

误区三:感冒是小病,吃点抗感冒药无关紧要

可是市场上的许多常见感冒药均孕期不宜服用,尤其早孕期禁用,极易给胎儿带来不良影响。

误区四:感冒用点抗生素就好

感冒时若无明确的细菌感染证据,不宜用抗生素,否则会造成抗生素滥用,对孕妇及胎儿有长远影响。

孕妇怀孕期间患感冒,硬撑着不吃药或盲目吃药,都会影响孕妇及胎儿健康;建议孕妇感冒后,及时到医院就诊,遵医嘱合理用药,不但

对胎儿无大害，而且能防止胎儿受母体疾病的影响。

二、孕期牙疼处理

根据数据统计，有80%的女性在怀孕的时候会遭遇牙痛的困扰，这可能是牙龈毛细血管血液淤滞，发生牙龈肿胀、出血、牙龈炎等疾病引起，又或由蛀牙、上火或怀孕期间饮食变化引起。因为担心影响胎儿健康，有的准妈妈不敢治疗、吃药，选择强忍疼痛，又或者乱吃药，那么，孕期牙痛怎么用药相对安全呢？

牙痛真的不能吃止痛药吗？

1. 首先，在止疼药中，对乙酰氨基酚必要时可短期使用，普通制剂按照说明书使用，但疗程宜短不宜长。

2. 在孕早期和孕中期，布洛芬使用相对安全，但仍需医生衡量利弊后才可使用。

3. 因口腔感染细菌以革兰阴性厌氧杆菌居多，优选阿莫西林联合甲硝唑治疗。阿莫西林在妊娠期用药相对安全，根据药物说明书使用，但对青霉素过敏的准妈妈禁用；甲硝唑也属于相对安全用药，但在国内药品说明书规定孕妇及哺乳期妇女禁用，因此准妈妈们选择使用时应咨询医生。

4. 对于青霉素类，头孢克洛、头孢地尼等头孢菌素类抗生素，阿奇霉素、克林霉素磷酸酯在孕期使用都相对安全。

一般来说，怀孕前期（前3个月孕期）胚胎敏感性最高，为降低药物致畸风险，若非紧急情况，不建议接受药物治疗。可用可不用的药物

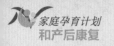
不用，可推迟的治疗适当延后。怀孕后期（孕期最后 3 个月），准妈妈也不适宜接受较长时间的治疗。

三、孕期发热处理

平常人生个小病，都会有吃药治病的习惯。准妈妈们在孕期感冒发热了，难受，却不敢吃药? 准妈妈们之所以选择这样硬扛，绕不开这句话"是药三分毒"，对于准妈妈来说，往往会担心吃药治病会影响宝宝的发育。那么，准妈妈们一旦感冒发热，真的就什么药都不能吃吗? 只能多喝水?

一般来说，怀孕期间发热只要体温不超过 38.5℃，问题都不是很大。准妈妈们可以多喝水，通过物理降温的方法来降温，一般可以用温水冲澡，或是用温水擦拭身体，将体表的温度带走，贴上退热贴，或是用冰袋进行冰敷、热水泡脚等。但如果体温超过了 38.5℃，经过物理降温等处理也没有好转，需要到医院进行检查，查明引起发热的原因，然后给予相应的治疗。

孕期发热能用哪些药?

1. 抗生素

常用的传统抗生素药物如青霉素类、头孢类相对安全，但不是所有的发热使用抗生素都是有效的，仍建议孕妇前往医院进行检查，在医生的建议下使用。

2. 柴胡、双黄连等

该类药物属于中药，在服用时没有特殊禁忌，当体温超过38.5℃时，可按药品说明书使用。

目前没有明确的证据表明青霉素类、头孢类抗生素会致使胎儿畸形，所以推荐在早孕期间，没有明确是否有细菌感染时，最好不使用抗生素；而在中晚孕期，胎儿相对稳定，可以在医生指导下适量用药。当然，在使用药物治疗时应注意，小剂量有效的，避免使用大剂量；一种药有效的，避免联合用药。

四、孕期犯困、胸闷处理

随着孕周的增大，很多孕妈会有"透不过气"、"胸闷"、"无精打采"、"容易犯困"之类的感觉，这可能是缺氧了。作为资深的"啃老族"，宝宝在生长发育的过程中，随时在和孕妈"争营养"，孕妈对于氧气的需求量是正常人的两倍左右。另外，孕妈的情绪或其他疾病也会造成氧气的供求不足。

如何缓解孕期缺氧的症状呢？

（1）减少人群密集的公共场所的活动，保持家里通风，空气可以流通，洗澡时水温不宜过高，并且每天都有适量运动，以及保持愉悦的心情。

（2）推荐左侧卧位，减少仰卧位姿势，孕妈增大的子宫在仰卧时会压迫下腔静脉，出现低血压。左侧卧睡姿不会给心脏造成太大的压力，同时还可加快子宫和胎盘的血流量，保证更好地供给胎儿的营养物质和氧气，避免胎儿缺氧情况的发生（图5-1）。

（3）新鲜清淡饮食，注意营养均衡，隔夜或辛辣生冷食物可能引起胃肠道不适，严重时可能发生腹泻。

（4）减少长时间地乘坐交通工具，密闭的空间及长时间的活动受限可能导致缺氧及深静脉血栓形成，乘飞机时机舱中的气压急剧下降也可能导致胎儿缺氧。

（5）按时产检，定期胎心监护及超声检查有利于及时发现胎儿的慢

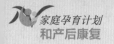
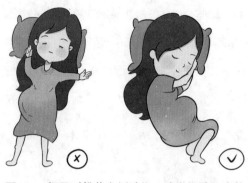

图5-1 怀孕时推荐左侧卧位，减少仰卧位姿势

性缺氧。

（6）注意胎动，每天3次（固定时间段），自数胎动2小时，胎动频繁或2小时小于10次为异常。

可适当氧疗，建议在专业人员的指导下进行。

应特别注意的是，如果确实出现胎动的异常应及时就诊，避免因缺氧导致宝宝生长发育或智力的影响。

五、宝宝还没有足月就出现阴道流血或者羊水破了应该积极保胎吗？

机体要降低免疫力来避免流产早产等排斥反应的发生，加上孕期机体的负荷加重，导致孕妈比正常人抵抗力差，更容易生病。而大多数人对于孕妇这个特殊人群都是"谈药色变"，即便同为医疗人员的非妇产科专业人士亦是如此，究其原因无非是担心孕期的用药是否会影响胎儿的生长发育，甚至导致畸形或流产早产等不良后果。但是孕期真的什么药都不能用吗？其实，在权衡利弊后，一部分药物更应该被用于"保胎"。

六、保胎期间有哪些注意事项

（1）一般情况下，应尽可能避免早孕期间的用药，早孕期为胎儿致畸敏感期，也是胚胎各器官加速分化形成时期，极易受药物等外界因素影响而导致胎儿畸形。如必须用药，也应在专业人员的指导下用药（图

5-2）。

（2）孕中晚期，因胎儿的器官基本分化完成，且有胎盘屏障作用，这段时期用药致畸率相对下降，但仍禁止随意用药，慎重选择保健品，避免盲目大剂量、长时间用药而影响胎儿的生长发育。

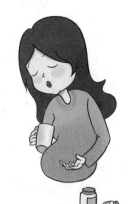

（3）对于延长孕周更有益的，使用宫缩抑制剂可以避免立即发生早产，为完成宝宝促胎肺成熟的治疗、以及转运孕妈到有早产儿抢救条件的医院分娩赢得时间。此时的用药应是利大于弊的。

图5-2　在专业人员指导下用药

（4）而孕32周前将早产的宝宝，硫酸镁有保护脑神经的作用，可以降低或减轻早产儿发生脑瘫的风险，但长期使用也可能使宝宝发生脱钙而骨折。

（5）孕35周前有早产征象的，使用糖皮质激素促胎肺成熟，可以降低新生儿死亡率、呼吸窘迫综合征、脑室周围出血、坏死性小肠炎的发病率，以及缩短新生儿入住 ICU 的时间。

（6）孕妈在平时生活中，也应注意合理饮食营养均衡，戒烟、酒等不良嗜好；适当锻炼以提高自己的身体素质。

这些显而易见的好处都证明了孕期的用药并非只有弊端，我们不该"谈药色变"而任由早产发生，若确实发生早产的征象，应立即就诊，在专业人员的指导下合理用药，为孕妈的顺利分娩及宝宝的健康保驾护航（图 5-3）。

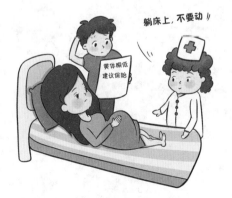

图5-3　在专业人员的指导下保胎

第二部分

产褥期

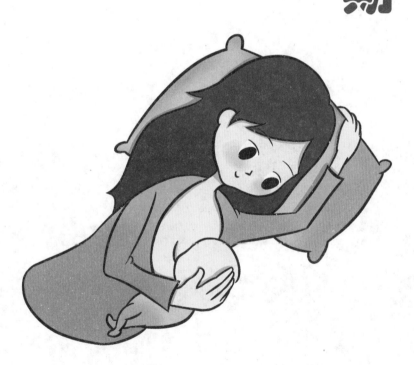

第一章

母乳喂养的细节

联合国儿童基金会和世界卫生组织建议，在宝宝出生后头 6 个月进行纯母乳喂养，不需额外添加水、其他饮品和食物，只在出生 15 天后开始每天喂服 400 IU 的维生素 D 以促进钙的合成。在 6 月龄后添加营养丰富的辅食，并继续母乳喂养至 2 岁以上。母乳喂养的好处良多，鼓励新妈妈都要积极母乳喂养。

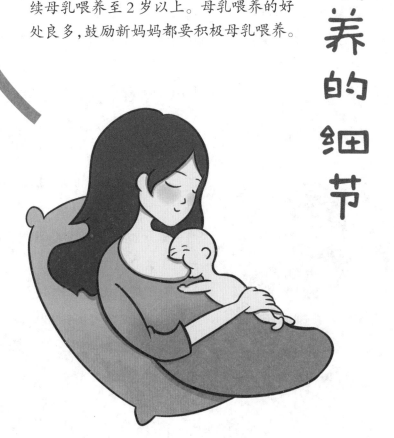

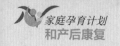

一、母乳喂养的好处

1. 对孩子的好处：母乳是婴儿的最佳食物，能够满足 6 个月内婴儿的全部营养需要；母乳还富含预防和治疗疾病的免疫活性物质，能够降低孩子一生的疾病风险。

2. 对母亲的好处：促进子宫收缩，减少产后出血和贫血；母乳喂养每天消耗的热量能够帮助妈妈恢复体形；减少乳腺癌和卵巢癌发病的概率。

3. 对家庭的好处：方便，经济，增进家庭和睦。

4. 对社会的好处：有利于提高全民族身体素质，有助于小儿智能、社交能力的发育。

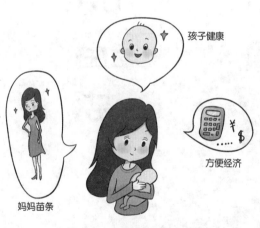

图6-1　母乳喂养的好处

联合国儿童基金会和世界卫生组织建议，在宝宝出生后头 6 个月进行纯母乳喂养（图6-1），不需额外添加水、其他饮品和食物，只在出生 15 天后开始每天喂服 400 IU 的维生素 D 以促进钙的合成。在 6 月龄后添加营养丰富的辅食，并继续母乳喂养至 2 岁以上。

二、配方奶喂养的风险

配方奶粉只是在确实不能母乳喂养的情况下婴儿的替代食物，并不是正常母亲和婴儿好选择，配方奶粉的成分只有 30 余种，而母乳被分析出的成分有 200 多种，除含有必需的营养素外，还有 170 余种活性细胞因子和抗体等，这些活性物质可以有效地预防婴儿生病和成年慢性疾病如糖尿病、肥胖等的发生，甚至可以减少婴儿患白血病和癌症的风险，且母乳喂养的时间越长保护性越增加。

由于经济发展和广告宣传，给广大家庭误解配方奶粉是很好的母乳替代品，甚至被母亲错误地认为也是婴儿辅食、纯母乳喂养的婴儿 6 个月后也应该添加配方奶粉。很多母亲觉得，母乳喂养好、但配方奶粉也不差，对婴儿是安全的，给婴儿吃奶粉没有危险。

其实，对于正常婴儿来说，配方奶喂养常常存在无法预知的风险（图6-2），主要表现在以下方面：干扰母乳喂养；营养不良、维生素 A 缺乏；腹泻及呼吸道感染较多；可能发生新生儿猝死；易过敏及乳糖不耐受；患某些慢性疾病的危险增加，比如坏死性小肠炎、儿童癌症、白血病、糖尿病等；体重超重；智力测验评分较低；母亲则可能很快再次妊娠；增加母亲贫血、卵巢及乳腺癌的危险；增加家庭负担；不需要母亲亲自喂养，会影响母婴早期依恋关系的建立。

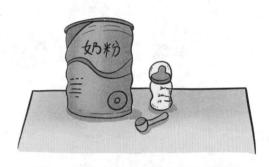

图6-2　配方奶喂养存在无法预知的风险

因此，为了孩子的身心健康，母亲一定要有充分的信心坚持母乳哺育，毕竟在我们生活的地球上，所有哺乳动物包括人类都是母亲的乳汁才得以繁衍昌盛，这是具有物种特性的，在饥饿的年代我们人类都可以很好的存活，现代物质极为丰富的环境更能确保母乳喂养。但如果在新生儿出生的早期阶段，盲目的给孩子添加配方奶粉，除了会增加宝宝患病和过敏的风险外，还会导致母乳喂养的失败，给母亲和家庭增加不必要的物质和精神负担。

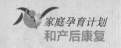

三、哺乳妈妈的饮食原则

受传统观念的影响，中国妈妈总是认为哺乳期间需要多喝油腻的汤水才能保证有充足的乳汁，因此一些妈妈不愿意母乳喂养的原因之一就是担心自己哺乳期体重增长快、体型变化大。其实，哺乳妈妈通过合理的饮食，不仅不会增加体重，而且还能帮助自己轻松减掉孕期增加的体重，因为母乳喂养可以帮助母亲每天多消耗 2 092 kJ（500kcal），这相当于在游泳池来回游 30 圈或者是骑自行车爬坡 1 小时（图 6-3）。

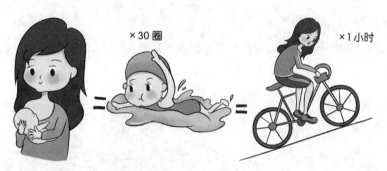

图6-3　母乳喂养可以帮助母亲每天多消耗500卡路里

哺乳妈妈合理饮食需做到以下几点：

（1）食物种类齐全多样化：每天进食 4 ~ 5 餐为宜，主食应该粗细粮搭配，每天食用一定量粗粮，如红薯，并适当加些杂粮、燕麦、小米、赤小豆和绿豆等，每天 300 ~ 350 g。

（2）供给充足的优质蛋白质：动物性食品如鱼类、禽、肉等可提供优质的蛋白质，每天 200 ~ 250 g，每天可选择 2 个鸡蛋、200 g 的鱼和瘦肉就能保证蛋白质的摄入，还可充分利用大豆类食品提供蛋白质和钙质。

（3）多食含钙丰富的食品：乳及乳制品（如牛奶、酸奶、奶粉、奶酪等）含钙量高，并且易于吸收利用，每天建议摄入 250 ~ 500 g。此外，小鱼、小虾米（皮）含钙丰富，可以连骨带壳食用。深绿色蔬菜、豆类也可提供一定数量的钙。

（4）多食含铁丰富的食品：如动物的肝脏、动物血、红肉类、鱼类、某些蔬菜（如油菜、菠菜等），大豆及其制品等。

（5）摄入足够的新鲜蔬菜、水果和海产品：每天要保证供应至少 500 g 的蔬菜，多选用绿叶蔬菜；水果建议每天进食 200 ~ 400 g，不宜太多，建议每天进食 5 种以上不同颜色和种类的水果，多种水果的果盘是不错的选择；有的地区产后有禁吃蔬菜和水果的习惯，应予以纠正；水果和蔬菜可能补充维生素和膳食纤维，但不能互相替代。

（6）注意烹调方法：对于动物性食品，如畜、禽、鱼类的烹调方法以煮或煨为最好，少油脂。烹调蔬菜时，注意尽量减少维生素 C 等水溶性维生素的损失；水果不能煮熟或高温加工，不宜用果汁代替水果；我国地域辽阔，食物和习俗众多，一些地区饮食有加辣椒酱、花椒等调料的习惯，只要不是太过刺激都是可以的。或有哺乳期进食特殊食物如麻油鸡、红糖鸡蛋等风俗，适量进食是可以的，但应避免食物单一，保证均衡合理的营养，不宜油腻和过多的甜食摄入。

（7）足量饮水，适当喝粥、汤，汤应少油脂；不吸烟、远离二手烟，不饮酒。

中国营养学会妇幼营养分会发布的 2016 版中国哺乳期妇女平衡膳食宝塔（图 6-4），建议每周测体重，逐步恢复到适宜体重，通过合理的膳食、适度运动和母乳喂养，新妈妈们会发现，每月体重可轻松地减少 1 ~ 2 kg，会较好地恢复到适宜体重。

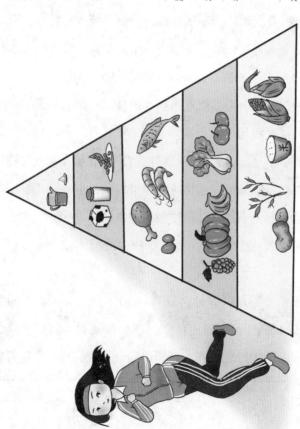

图6-4 中国哺乳期妇女平衡膳食宝塔

加碘食盐	<6 g
油	25 ~ 30 g
奶类	300 ~ 500 g
大豆 / 坚果	25 g/10 g
鱼禽蛋肉类	200 ~ 250 g
瘦畜禽肉	75 ~ 100 g
每周吃 1 ~ 2 次动物肝脏，总量达 85 g 猪肝或 40 g 鸡肝	
鱼虾类	75 ~ 100 g
蛋类	50 g
蔬菜类	400 ~ 500 g
绿叶蔬菜和红黄色等有色蔬菜占 2/3 以上	
水果类	200 ~ 400 g
谷薯类	300 ~ 350 g
全谷物和杂豆	75 ~ 150 g
薯类	75 ~ 100 g
水	2 100 ~ 2 300 mL

四、哺乳妈妈生病时的用药顾虑

人吃五谷杂粮，总会生病，哺乳妈妈经常会遇到这个问题，因为担心药物对婴儿的影响，哺乳妈妈的用药就会产生很多的疑虑。甚至因为用药停止哺乳，也有因为害怕用药而导致母亲病情加重，这些都是不正确的。

哺乳妈妈生病可以用药吗？药物会对宝宝产生影响吗？要回答这个问题，首先得清楚药物是怎么进入宝宝的体内的，有多少药物会进入宝宝的体内。妈妈使用的任何药物都要先进入胃肠道，吸收入血液，乳腺细胞有天然的屏障作用，可以阻止一些分子量大的药物进入乳汁，当然，影响药物进入乳汁的因素还有很多，包括药物的分子量、脂溶性、蛋白结合率、酸碱性等等，因此，即使一些药物会进入乳汁，浓度也会降低很多。而且，宝宝吸吮妈妈的乳汁，乳汁中浓度很少的药物进入宝宝的消化系统和血液，经过这一漫长代谢之路，能够进入宝宝体内的药物已经非常少了。所以说，大多数药物对宝宝来说是安全的。

药物因为其药理作用和孕产期的安全性，在医学上有药物使用的分级，药物说明书是一个较好的指导，但由于对药物的生产和使用的严格管理，哺乳期的药物安全性试验很多是动物实验的数据，因此对于一些可以在哺乳期使用的药物可能药物说明书上千篇一律的"孕妇及哺乳期妇女慎用"，甚至"禁用"的字样，会给母乳妈妈造成很大的焦虑。母亲们可以掌握一些用药的科普知识，做到合理用药，安全药物，还能安心地进行母乳喂养。

1. 生病须用药时必须用药：母亲生病时应遵医嘱用药，而不能因为必须停止母乳喂养的原因而坚持母乳喂养，这样可能会影响母亲的身体健康，甚至危及生命。只在停止母乳喂养时为保持泌乳，应该频繁将乳汁吸出避免回奶。

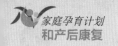
2. 不须用药时不随便用药：如普通感冒只需多饮水、适当休息会自愈，而不需要使用抗生素；或错误认为"中药没有毒"而随意使用中药或中成药；一些不适当的保健品，如正常人使用多种维生素和矿物质可能会因为胶囊的成分引起婴儿过敏。

3. 药物选择：通常孕期可使用的药物哺乳期也可使用，婴儿生病使用的药物母亲服用也是相对安全的，如果不能确定这药是否儿科可以使用，可以看说明书中有无儿科用药内容，或者咨询儿科医生是否婴儿也可使用此药，如果没有，哪个药可以替代。局部小面积用药通常比全身用药安全，如滴眼液或阴道上药等。使用非处方药时尽量不要使用长效、强效、复方的非处方药，尽量选择单一成分、短效的药物。药物的作用广泛，总有哺乳期安全的药物，在用药时与医生沟通，请医生尽可能选择哺乳期安全的用药，因为遵医嘱使用是原则。

4. 哺乳期禁用的药物：抗癌药物或放射性物质治疗时。母亲服用治疗精神病的药物或者抗惊厥药物，会引起哺乳的婴儿嗜睡或衰弱无力。特别是苯巴比妥类和安定，婴儿小于 2 个月，副作用的可能更大。

哺乳妈妈总是会担心自己生病了是否还可以进行母乳喂养，但其实大多数情况下，母亲生病母乳喂养并不增加婴儿患病的机会，反而可使婴儿持续受益：保持健康、获得最佳的营养，有助于生长发育。如母亲感染后，母亲的身体会产生相应的抗体，这些抗体会进入母亲的乳汁中，宝宝可以通过吸吮母亲的乳汁来获得这些抗体，从而产生保护作用。反过来，如果宝宝感染了一些母亲没有接触过的疾病，她也会通过吃奶把相关的病毒传给母亲，母乳的乳房内有了这种病毒就会开始制造相应抗体，最后又将抗体传回宝宝这里保护宝宝。下面我们列举一些母亲常见疾病的母乳喂养问题供大家参考。

（1）感冒：母亲感冒时，可以继续母乳喂养；需要注意的是母亲每次喂奶时戴上口罩，不要对着婴儿呼吸；服用感冒药时，要注意药品说明书或遵医嘱。

（2）乙肝：不论"大三阳"还是"小三阳"，只要新生儿出生时注射乙肝免疫球蛋白和乙肝疫苗进行联合免疫阻断乙肝母婴传播，均是可以进行母乳喂养的。且母乳喂养可有效保护婴儿的肠道发生感染和过敏的风险，增强婴儿抗病毒的抵抗力，反而可降低因养育与母亲密切生活接触所致感染的风险。

（3）艾滋病：艾滋病的母婴传播主要发生在妊娠、分娩和哺乳三个阶段（宫内传播、产程和产后传播）。产后哺乳也是母婴传播的重要传播途径，因为艾滋病感染的母亲乳汁中含有艾滋病病毒。我国政府提出的婴儿喂养政策是：提倡人工喂养，避免母乳喂养，杜绝混合喂养。

（4）梅毒：母亲患梅毒经过正规有效的治疗后，梅毒抗体 TRUST 或 RPR 检测是阴性，可进行母乳喂养；有梅毒病灶、乳头严重破溃出血和婴儿口腔溃疡应暂停母乳。具体可咨询医生进行全面的身体评估再行母乳喂养。

（5）乳房脓肿：可以用健侧乳房进行喂养，开始治疗有效后，即可双侧进行母乳喂养。

（6）乳腺炎：乳腺炎是可以母乳喂养的，频繁有效地排出母乳是治疗乳腺炎的有效方法，如乳房在直接喂养时疼痛，可挤出母乳进行喂养，以避免乳腺炎继续发展。

（7）甲状腺功能低下：母亲仍可应用甲状腺素替代治疗，母乳喂养不是禁忌，定期检测婴儿的甲状腺功能。如果做了放射治疗，需要短期停止母乳喂养。

（8）糖尿病：糖尿病的母亲母乳喂养可有效降低母亲的血糖水平，降低婴儿成年后糖尿病的风险。如口服药物降糖治疗时尽量选择可哺乳的降糖药物。胰岛素的分子量非常大，根本通不过乳腺细胞，使用胰岛素注射的母亲完全可以母乳喂养。

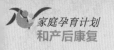
（9）高血压：高血压的母亲母乳喂养可有效降低母亲的血压，降低婴儿成年后高血压的风险。如口服药物降压治疗时尽量选择可哺乳的降压药物。

新生宝宝不会说话，只有通过肢体语言和哭闹来表达自己的需求，很多新手父母遇到宝宝哭闹不止时束手无策，因为没有经验来分析宝宝哭闹的原因，只能将哭闹联系到宝宝是否生病了，让自己焦虑不已。学会观察识别新生宝宝的需求，可以有效缓解照顾新生宝宝时的紧张焦虑情绪。新生宝宝哭闹时通常在表达以下需求：大小便、饥饿、冷热、不舒服、生病和情感的需要。

第二章

学会观察新生宝宝的需求

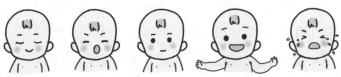

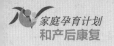

遇到宝宝哭闹的时候，我们该怎么做呢？依次排除宝宝的需求，首先检查宝宝的尿不湿，若大小便了，则更换尿不湿后进行喂养；若宝宝不愿意吃奶，要检查宝宝是不是冷了或者热了，可以摸摸宝宝的脚心，感觉温暖就可以了；同时考虑是否有其他外界因素让宝宝感觉不舒服，

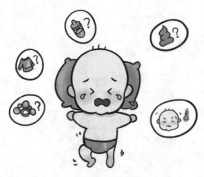

图7-1　新生宝宝哭闹的原因

如强烈的声音和光线的刺激、难闻的气味等等；很多时候，宝宝只是在表达自己情感的需要，希望母亲能够抱抱他/她，或者挨着母亲；这些因素都排除之后，宝宝还是哭闹不止，我们就要考虑宝宝是不是生病了（图7-1）。

其实，宝宝在表达自己的需求时，也不是一开始就哭闹的，很多时候宝宝会先通过某些肢体语言来表达自己的需求，这时候如果我们能够及时发现宝宝的需求并且满足他/她，宝宝也就不会发展成大哭大闹了。如宝宝在表达自己饥饿的时候：宝宝会先转动小脑袋，张开嘴巴，左右寻找，这个时候是在告诉我们他/她饿了；如果我们不去满足他/她，宝宝会增加自己手脚的动作，或者是将手放进嘴里，或者是轻轻地哭闹，这个时候是在告诉我们他/她真的饿了；如果我们还是不去满足他/她，宝宝则会发展成大哭大闹，这个时候宝宝是在告诉我们他/她很生气，我饿了你们为什么不给我吃奶，而通常这时候喂奶宝宝并不会马上开始吃奶，因为宝宝已经生气了，我们需要先安抚宝宝的情绪让他/她平静下来，然后才开始喂奶。所以，如果我们不想要一个总是大哭大闹的宝宝，那么就仔细观察自己的宝宝吧，及时发现宝宝的需求并且满足他/她。

第二章

母乳喂养的疑问

母乳是宝宝最天然、最营养、最宜吸收的营养物质，能为新生儿突然间要面对的所有细菌、病毒提供第一重保护，母乳喂养在情感和身体两方面对宝宝产生深远影响。世界卫生组织建议纯母乳喂养6个月并且继续母乳喂养到2岁或以上。随着母乳喂养的广泛宣传，越来越多的母亲选择母乳喂养，但是在母乳喂养过程中会遇到许多的问题和困难，母亲学习并掌握了关键方法，增强信心，也可寻求专业人员的帮助，母乳喂养总会成功。

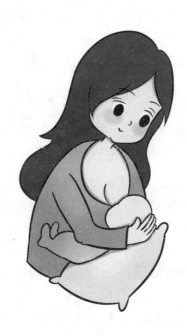

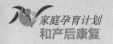
一、开始母乳喂养的时间

成功母乳喂养关键之一：早接触、早吸吮、早开奶

很多母亲会问我们什么时间开始母乳喂养，当我们抱着当出生的新生儿裸体放到母亲身边准备开始母乳喂养的时候，一些母亲会觉得很惊讶、甚至会拒绝，理由是她们很累或者是伤口很痛，似乎她们还没有做好思想准备就要开始喂奶了。当然，多数母亲还是很乐意尽早地开始母乳喂养的。而这里我要告诉大家的是：成功母乳喂养关键之一是早接触、早吸吮，即新生儿出生后即刻裸体和母亲进行皮肤接触和早吸吮 30 分钟以上甚至几小时。这不仅有助于有效保持新生儿体温，还可以帮助母亲早下奶，让新生儿学会怎样主动寻乳并吃到奶，同时增进母婴感情，促进宫缩、减少母亲出血。

产房的医护人员会将新生儿出生后即刻裸体放在母亲乳房旁边，多数新生儿会慢慢蠕动到母亲乳头处尝试含住乳头，我们要做的只是让母亲和新生儿待在一起，待新生儿出现吃奶迹象（伸舌、舔手、吸吮）的时候，适当给予帮助让其正确地含住母亲的乳头。剖宫产的母亲如果医院有条件也可帮助在手术台上进行母婴出生后的皮肤接触，如限于手术室条件无法即刻进行，新生儿也可在父亲裸露的宽厚的胸脯上进行皮肤接触，待母亲返回病房后进行母婴的皮肤接触和母乳喂养，这不仅有早接触、早吸吮、早开奶的好处，更有利于让父亲参与新生儿养育过程中，促进父婴亲密关系的早期建立，为宝宝的成长建立良好的开端。

二、母乳喂养的间隔时间和持续时间

成功母乳喂养关键之二：按需哺乳、坚持夜间哺乳

应该多长时间哺乳一次，每次哺乳多长时间，很多母亲都有这样的疑问，答案是没有时间规定，世上没有两个相同的孩子，每个孩子想怎么吃就怎么吃，想吃多久就吃多久。这就是我要告诉大家的成功母乳喂养秘诀之二：按需哺乳，坚持夜间哺乳，即根据孩子的需求来确定母乳喂养的间隔时间和持续时间，不管是白天还是黑夜（夜间是泌乳素分泌的高峰时间，夜间喂奶更有利于增加母亲的奶量）。有的孩子可能需要1小时吃奶1次，每次吃奶几分钟；有的孩子可能需要2～3小时吃奶1次，每次吃奶1小时；有的孩子可能会在一段时间内频繁吃奶，然后又会有一段较长时间的休息，我们把它称为"密集式吃奶"或"马拉松式吃奶"，这些都是正常的吃奶方式。

通常情况下，在出生的最初几天，新生儿至少每2～3小时吃奶1次，每次吃奶30分钟以上，即每天吃奶8～12次甚至16次，以保证母亲的乳房受到频繁有效的刺激，为后面乳房分泌足量的乳汁做准备，实际上大多数孩子也都是按照自然界设计的这个规律吃奶（母乳是最易被吸收的营养物质，在胃里的胃排空时间为2～3小时）。然而有些孩子会因为在出生时受到各种因素的影响，比如镇痛药物的使用、剖宫产、产钳助产等，使孩子在出生后出现嗜睡，即表现为长时间不吃奶，那么遇到这样的孩子我们就得学会唤醒嗜睡新生儿的方法。我们可以在孩子浅睡眠阶段唤醒他／她，比如刺激足底、轻拍背部、和他／她说话、换尿布、做轻柔的仰卧起坐等，在孩子吃奶的时候可以轻柔捏他／她的手脚，手指在他／她的背部游走，或者是一侧乳房放慢吸吮速度时换另一侧乳房继续喂养以尽量维持孩子吃奶的兴趣，保证乳房受到充分有效的刺激。因为，以最自然的方式喂养的孩子母乳喂养的成功率更高。

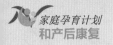
三、喂奶的方法

成功母乳喂养关键之三：学会母乳喂养的正确姿势

成功母乳喂养秘诀之三：学会母乳喂养的正确姿势，包括正确的喂奶姿势和正确的含乳姿势。错误的姿势孩子不仅吃不到奶，还会损伤母亲的乳头，也不会给乳头造成有效刺激，从而导致乳头皲裂、乳汁不足、孩子哭闹不止等一系列问题，是母乳喂养失败的重要原因。

母亲可以选择任何自己喜欢的姿势进行母乳喂养（图8-1～图8-6），只要自己觉得舒适和方便，站着、坐着、躺着都可以，甚至一些

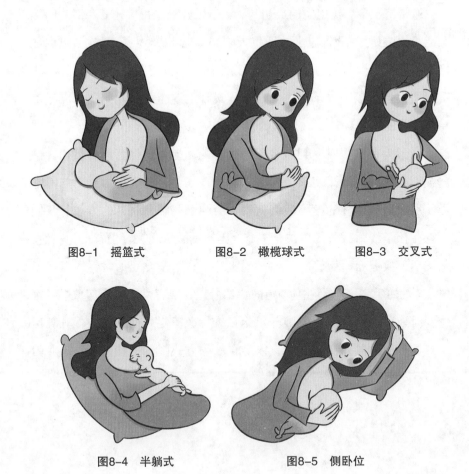

图8-1　摇篮式　　　　图8-2　橄榄球式　　　　图8-3　交叉式

图8-4　半躺式　　　　图8-5　侧卧位

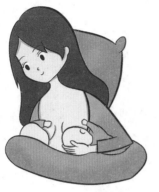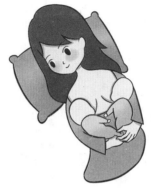

图8-6 双胞胎喂养

练瑜伽的母亲可以一边练习瑜伽，一边进行母乳喂养。前提是一定要让自己和孩子觉得舒适才可以，那些即便喂奶姿势看起很别扭、让自己觉得很累很辛苦，也抱着为了孩子忍一忍，坚持坚持的心态，不去寻找解决办法的想法是不可取的，因为这样会让母亲感觉母乳喂养是艰辛的生活而放弃。其实掌握了舒适的姿势和正确的宝宝含接，母乳喂养带给母亲的是愉悦的感受、强大的价值感和浓浓的母爱，是女性作为母亲最好的体验。让自己和孩子都觉得舒适的喂奶姿势需做到以下几点：①婴儿的头与身体呈一直线；②婴儿面向乳房，鼻子对着乳头；③母亲应抱紧宝宝贴近自己；④婴儿的头和颈得到支撑，新生儿母亲还应托住宝宝的臀部。实际操作中，母亲可以多借助枕头和小凳子等可以让自己觉得舒适的物品。

我们常常会看到母亲赞扬一个吃奶发出啪嗒啪嗒声响的孩子，认为这个孩子吃奶吃得很棒，其实，这样的孩子是吃不到奶的，正确的含乳姿势不应该发出声响（图8-7～图8-8）。一个误区是母亲常常把自己的乳房想象成一个水杯，把乳头想象成吸管，而孩子吃奶就像是用吸管吸出水杯中的水，这也是为什么一些母亲会让孩子父亲去吸乳头来检验乳房中是否有奶的原因。正确的做法是我们需把乳房想象成一口水井，

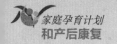
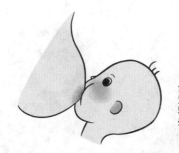

含接正确：下巴
紧贴乳房，包裹
乳头和大部分乳
晕，面颊鼓起

图8-7　正确的含乳姿势

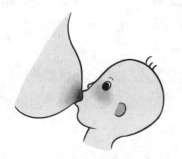

含接错误：只含
接了乳头，会致
乳头疼痛和皲裂

图8-8　错误的含乳姿势

孩子需要竭尽全力的张大自己的嘴巴，尽可能多地含住母亲的乳头和乳晕（而不仅仅是乳头），这样就形成了将水井中的水抽吸出来的工具，然后孩子通过上下颌的运动，一压一放在口腔中形成负压，这种负压和催产素一起让母亲的奶自己流向孩子的口腔中，重点是孩子的嘴唇需与母亲的乳房形成一个密闭的空间，所以正确的含乳姿势是不会发出声响的。我们可以从以下几个方面来判断孩子的含乳姿势是否正确：①嘴张得很大；②下唇向外翻；③舌头呈勺状环绕乳晕；④面颊鼓起呈圆形；⑤婴儿口腔上方有更多的乳晕；⑥慢而深地吸吮，有时突然暂停；⑦能看或听到吞咽。

四、新生儿的胃容量及母亲的产奶量

成功母乳喂养关键之四：学会判断新生儿是否吃到足够的奶

我们遇到很多母亲常常因为自己感觉母乳不够或者听别人说自己母乳不够，轻易给新生儿添加配方奶，从而引起一系列的母乳喂养问题，比如乳头混淆、乳汁不足等。要避免这个问题，我们就得学会自己判断新生儿是否吃到足够的奶，那么该怎么判断呢？

首先我们得了解新生儿的胃容量（图8-9）

宝宝出生第1天　胃容量/喂养量5～7 ml（约1勺）
宝宝出生第2天　胃容量/喂养量10～13 ml（约2勺）

出生第①天，宝宝胃容量相当于弹珠

宝宝出生第3天　胃容量/喂养量22～27 ml
宝宝出生第4天　胃容量/喂养量36～46 ml

出生第③天，宝宝胃容量相当于乒乓球

宝宝出生第5天　胃容量/喂养量43～57 ml

出生第⑤天，宝宝胃容量相当于鸡蛋

图8-9　新生儿的胃容量

其次我们得知道乳汁是怎么产生的：从孕16周开始我们的乳房就开始生产少量的初乳为将要出生的新生儿做准备了，初乳的量很少，但刚出生新生儿的胃也很小，这两者是完全匹配的，新生儿需要花上大量的时间才能从母亲的乳房获得少量的初乳，这就是他/她生存要学习的技能。大自然的设计就是随着胎盘的娩出，激素水平的下降，阻挡乳汁生产的闸门就被打开了（孕期高激素水平抑制乳房生产大量的乳汁，因为这时候不需要大量的乳汁），这时候就需要通过新生儿在母亲乳房上

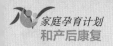
一次又一次地吸吮刺激传递到我们的大脑，使大脑接收信号，告诉乳房需要生产出更多的奶才能满足新生儿日益增长的胃容量。简单地说，乳房接受的刺激越多，乳汁的溢出越频繁，生产的奶就越多，特别是在最初的2至3周里，这种频繁的刺激和乳汁的溢出尤为重要，因为乳汁的生产能力会在此期间定型，就好像在为你的乳汁供应"定量"，后期想要再改变这个"定量"就会比较困难。而这时如果我们添加了配方奶，新生儿没有饥饿感则不会去吸吮乳房，乳房也就接受不到这样的刺激，也就不会生产出新生儿需要的等量的奶，所以说，母乳的需求量和母亲分泌出等量母乳的能力是自然界供需平衡的一个最完美的例子。

即便了解了这种供需平衡关系，但是没有亲眼看见孩子吃进去多少奶，很多母亲还是会担心孩子没有吃到足够的奶，在喂养的时候可以通过观察以下几点来确定孩子是否吃到足够的母乳。①观察宝宝的精神状态，如果哭声响亮反应可为精神状态佳；②观察宝宝的体重，宝宝出生后会有生理性的体重下降，但体重下降不宜超过出生体重的10%，超过出生体重的7%时我们就要加强喂养了；③观察宝宝的大小便次数，宝宝的大便次数从出生第1天至第4天从1次大便开始依次增加，至第4天以后每天维持4次左右；宝宝的小便次数从出生第1天至第6天从1次小便开始依次增加，至第6天以后每天维持6次以上小便为正常；④新生儿1月时体重增加600 g及以上（从宝宝生理性体重下降最低点计算），以后可根据WHO生长曲线监测体重增长范围。

五、不轻易放弃母乳喂养

成功母乳喂养关键之五：学会寻找正确的支持途径

母乳喂养并不总是一帆风顺的，在喂养过程中，我们常常会遇到许多的问题和困难，如乳头疼痛、乳头混淆、乳头凹陷，甚至会接收到许多不同的建议，如你因为新生儿黄疸去看儿科医生的时候，他会建议你暂停母乳喂养，却不告诉你暂停母乳喂养的同时如何保持泌乳，怎么做才能让婴儿在黄疸治愈后尽快地回归到你的乳房；如你去做儿保的时候有的医生会轻易地告诉你新生儿乳糖不耐受，让你放弃母乳喂养改为吃无乳糖的配方奶；比如你因为乳腺炎到乳腺科就诊的时候，一个不支持母乳喂养的医护人员可能会因为治疗你的疾病让你停止母乳喂养，而不是在治疗你疾病的同时让你保持母乳喂养；如还会有一些好心的亲戚朋友会建议你，何必那么辛苦的母乳喂养，配方奶和母乳一样好。那么，每当这个时候该怎么办呢？是轻易地就放弃母乳喂养呢？还是反问自己一句，真的要这样吗？是不是还有其他的办法？所以要告诉大家母乳喂养成功秘诀之五：学会寻找正确的支持途径。即便是医护人员，因为并未接受足够母乳喂养相关知识的培训，所以在遇到问题和困难的时候，他们也不一定能够给出合适的建议，为了解决当前问题可能会更倾向于放弃母乳喂养。那么，母亲要学会维护自己母乳喂养的权利，只要是接受放弃母乳喂养的建议，我们都应该深思熟虑，去寻找更专业的人员咨询，比如国际认证泌乳顾问（IBCLC）、国际母乳会或者是其他一些支持母乳喂养的组织和成功母乳喂养的母亲，他们会有许多方法来解决你目前遇到的问题和困难，而不是轻易地要求你放弃母乳喂养。

如何观察宝宝大便

1.宝宝大便的颜色

通常宝宝出生后的前几天大便常呈均匀状，墨绿色且带黏性，称为胎便（正常现象）。初生一个月内喂养母乳的宝宝，其粪便多为黄色，随月龄增长，粪便会由黄色转为黄绿色或绿色。到5

个月大时，大部分为黄绿色及绿色粪便。配方奶粉喂哺的宝宝，尤其是添加乳清蛋白且加强铁剂的配方奶粉喂哺时，宝宝的粪便可以为绿色。宝宝添加副食品之后，粪便会逐渐转为褐色。

宝宝出现绿便与个人体质、月龄、肠内酸碱度、肠内细菌生长状态、奶制品成分（如铁质）都有关系，少数宝宝也可能与食量不足有关，应加强母乳喂养时的观察，但只要宝宝精神与活动正常，则不必担心。

母乳喂养的宝宝大便比较稀释、细腻、色金黄、略有酸味、无泡沫，每天3～8次不等。配方奶粉喂养的宝宝，一般大便易干燥，色淡黄，略有臭味，比母乳喂养的宝宝大便量多，解便的次数少，一日1～3次。但如果你选用的是含有益生元配方的婴儿奶粉，宝宝的大便会更接近母乳的大便形状。

2. 宝宝大便内有白色颗粒

母乳或配方奶粉喂哺的初生宝宝，其粪便中常会发现一些白色颗粒，这些白色颗粒外面"包着"通明黄色或棕色物质，这是初生宝宝胃肠道发育不完善以及消化道中的消化酶还没有完全成熟的关系，导致脂肪消化不完全而排出于粪便中，这些俗称为"生理性粪便"，且会随着月龄增长而逐渐消失。

3. 宝宝大便次数

宝宝出生后，大便的次数是不恒定的，每次换尿布时，可见有大便也很正常。如有宝宝哭闹不止、体重减轻、不思饮食、大便次数增多，呈蛋花样、水分多、有腥臭味或大便出现黏液、脓血或鲜血，则为异常大便，应及时就诊。就诊时应留少许异常大便，带到医院化验，以协助诊疗。

第四章

母乳储存的细节

　　母乳储存是指在某种情况下用手工挤奶或吸奶器吸奶将乳汁从母亲的乳房中移出盛放在容器中并存放在冰箱保存的过程。其中有很多细节新妈妈们可千万不要忽视。

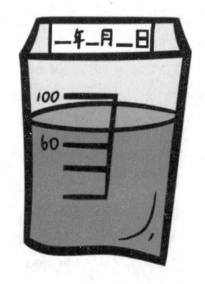

一_年_月_日

100

60

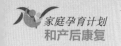
一、母乳储存的细节

当母乳喂养阶段，母亲因逛街、参加活动、出差、上班、母亲（生病所用药物不影响母乳喂养）或婴儿生病等原因导致母亲和婴儿需分离超过两次喂奶间隔时间时，母亲可以提前有计划地存储一些母乳，等母婴分离时婴儿就可以吃储存的母乳。当然如果母亲的乳汁分泌太多，超过婴儿的需求量，母亲也可以将多余的乳汁储存在冰箱中以备不时之需。

二、母乳储存的具体操作方法

1. 母亲学会手工挤奶或吸奶器吸奶的方法（见后文）。

2. 准备储存母乳的专用密闭容器，容器可以为玻璃瓶、塑料瓶或母乳收集袋，冷冻母乳选择母乳收集袋占用冰箱空间更少，有条件的家庭可以准备一个储存母乳的专用冰柜。

3. 吸奶时间的选择：在准备要母婴分离前，母亲可有计划地在婴儿吃奶后用手工挤奶或吸奶器吸奶以收集母乳供分离时使用，母婴分离时母亲应在分离前亲喂 1 次婴儿，分离期间每 2 ~ 3 小时手工挤奶或吸奶器吸奶 1 次，母亲回家后又开始亲喂并将吸出的母乳装在冰袋中带回家供分离时使用。若母亲奶量充足，可根据自身情况适当调整吸奶时间。

4. 将吸出的母乳放在母乳收集容器中，每个容器装 60 ~ 120 ml 母乳（婴儿 1 次的吃奶量），注意容器不能装满，需留有母乳冷冻后膨胀的空间约 1 cm，若使用母乳收集袋，在封袋前需将袋中残余的空气挤出（图 9-1）。

5. 用防水笔在容器上注明时间，然后按照先后顺序直立放在冰箱中保存，使用时遵循先存放先使用的原则（表 9-1）。

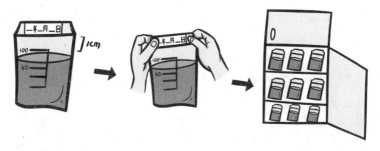

图9-1 存储母乳的方法

三、母乳的保存期限

表 9-1 母乳保存期限表

母乳	保存期		
	室温 （不高于 26℃）	冷藏室 （不高于 4℃）	冷冻室
新吸出的母乳 （置于密闭容器中）	6 ～ 8 小时	3 ～ 5 天，存放在冰箱最里面温度最低的地方	0℃以下：存放 3 个月 -18℃以下：存放 6 ～ 12 个月
冷冻母乳解冻后 未加热	不超过 4 小时	不超过 24 小时	不能再冰冻
冷冻母乳解冻后 已加热	立即喂哺	不超过 4 小时	不能再冰冻
宝宝喝剩下的母乳	丢弃	丢弃	丢弃

四、存储母乳的使用方法

　　首先将装有冷冻母乳的容器放在流动的冷水中解冻，然后将解冻后的母乳放进温热的水中加热至合适的喂养温度（或放在温奶器中加热，温奶器设置温度为 40℃），注意边加热边摇匀以使母乳受热均匀。切忌将冷冻母乳直接放在室温下或微波炉中解冻；切忌将母乳放在沸腾的水中或微波炉中加热，因为高热会破坏母乳当中的许多有益成分。

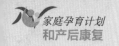
使用前应检查储存母乳的容器是否密闭完好、有无破损，若有则该母乳不能使用。

手工挤奶的方法

1. 清洁双手。

2. 坐或站的姿势均可，以自己感到舒适为宜。

3. 将容器靠近乳房。

4. 拇指及示指（呈C型）对称放于距离乳头2～3cm的乳晕上，如乳晕范围较小者可放在乳晕与皮肤交界处，双指垂直向胸壁方向轻轻下压，压向乳房深处后再慢慢向中间挤压，随之放松，再反复该动作（图9-2）。

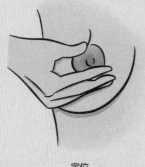
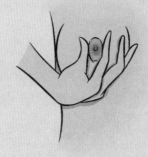

定位　　　　　　　　　　　　　　挤压

图9-2　手工挤奶的方法

5. 依各个方向按照同样方法压乳晕，使乳房内每一个乳窦的乳汁都被挤出。

6. 一侧乳房至少挤压3～5分钟，待乳汁少了，就可挤另一侧乳房，反复数次，持续20～30分钟。

---

7. 不要挤压乳头，因为压或挤乳头不会出奶。

8. 手挤奶不应引起疼痛，否则方法不正确。

9. 挤奶前可刺激喷乳反射：喝一些热的饮料、牛奶或汤类，不要喝咖啡和浓茶；热敷乳房；按摩后背等。

吸奶器吸奶的方法

1. 选择合适的吸奶器罩杯：吸乳罩杯贴在乳房，并不吸奶的情况下，乳头与罩杯管道之间有 0.5～1 mm 肉眼可见的空隙。吸奶时舒适度好，乳头在管道中自由移动，乳汁流出顺畅。

2. 选择自己感到舒适的最高档位吸奶，不能疼痛。

3. 有条件者使用可调压力的电动吸奶器吸奶，可省力。

4. 单胎每侧乳房吸 10～15 分钟，双胎20分钟。

5. 使用前阅读说明书，清洁吸奶器。

第五章

不可忽视的盆底肌康复

很多宝妈在生完孩子之后，医院医生都会建议她们做盆底肌康复训练。这种康复训练是否真的有必要呢？确实是大有必要。盆底肌康复是产后修复的一种，相对于产后健身，恢复身材，盆底肌康复是非常有必要的，因为女性生产之后，对自己的盆底肌产生了非常大的伤害。盆底肌对女性非常重要，在产后一定要重视起来。

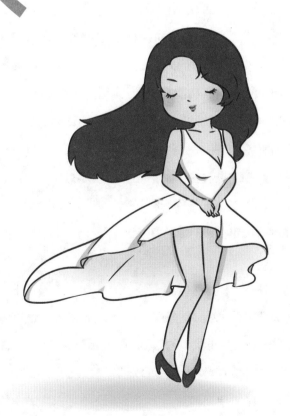

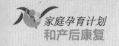
一、产后盆底肌康复的重要性

1 盆底肌康复有多重要

盆底肌，就是盆底肌肉，准确来说是盆底肌肉群，就像小孩子玩的吊床，上面承载了很多重要器官，例如尿道、膀胱、阴道、直肠还有子宫等，这些器官都被这张有弹性的肌肉网吊住（图10-1）。

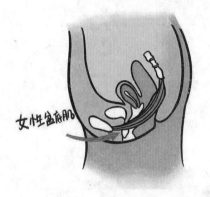

图10-1　女性盆底肌

盆底肌就像一张网一样，控制着女性的尿道、膀胱、阴道、子宫和直肠等脏器，从而维持正常位置以便行使其功能。所以盆底肌非常的重要，因为一旦这张网变松了，妈妈身上很多器官功能都会受到影响。

无论是顺产还是剖宫产都会使盆底肌变得松弛，顺产会更加明显一些，而且年龄越大会越明显，如果盆底肌松弛，会对身体有很多的影响，会使阴道松弛，严重地影响到夫妻性生活。还会导致压力性尿失禁，一个喷嚏就可能尿失禁，还容易造成各种妇科疾病，严重者还会造成子宫等器官的脱落，所以产后一定要进行盆底肌康复。

2 盆底肌康复训练从什么时候开始

正常来讲，盆底肌的训练是越早越好的，在怀孕之前，最好就开始进行适当的训练，这样可以防止肌肉的松弛，因为想要训练盆底肌，不是一天两天就可以训练好的。在孕期也是可以进行盆底肌训练的，这样更有助于妈妈顺产，而且在怀孕期间进行盆底肌锻炼，可以帮助孕妈减轻尾骨的疼痛，在产后2天就可以开始进行盆底肌康复了，但是产后42天到产后一年是修复盆底肌的最佳时间，产后半年内是修复的黄金时段。

3 产后盆底肌康复训练什么好处

产后盆底肌康复不仅可以预防子宫脱落，还帮助产后身材的恢复，还能够提高妈妈再次怀孕的概率，还可以提高夫妻生活质量。

有的妈妈表示医院的盆底肌康复特别的贵，其实盆底肌康复不一定非要去医院，也可以上网找一些视频，自己在家做，初级的都比较简单。

盆底肌松弛的危害性

盆底肌肉参与了控尿、控便和维持引导紧缩度的作用。很多准妈妈到了孕晚期的时候，就会出现两件非常尴尬的事，一个是漏尿，也就是小便失禁，有时候咳嗽一下或者哈哈大笑一下，就感觉一股暖流出现，坏了，又漏尿了，简直尴尬死了，所以都不敢出远门，就怕让人笑话。另一个尴尬就是时常感到有异物脱出，走路也越来越别扭（图10-2）。

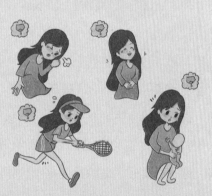

图10-2　盆底肌松弛的危害

很多妈妈认为，盆底损伤是因为顺产时胎头的持续挤压所致，所以顺产的妈妈有盆底问题，剖宫产就完全可以避免，其实这是完全错误的。盆底的损伤在怀孕中晚期就会出现，跟分娩的方式是没多大关系的。随着怀孕后子宫的不断增大，使腹部向下向前

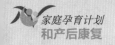
不断地凸出，腹腔和宫腔的压力方向就会发生改变，原来是骶骨在承担，现在变成了盆底在承担，盆底肌肉长期受到压力的作用，就会逐渐产生松弛现象，严重的还会断裂。

二、产后盆底肌康复的注意事项

阴道松弛这个问题困扰着成千上万的产后女人，其根源就是产后盆底肌肉松弛。产后盆底肌肉松弛可能短期看不出什么问题，无非就是夫妻生活不如以前和谐，还时常有疼痛的现象发生。然而盆底肌肉松弛的危害性不止于此，在 20 年后，当很多妈妈变成老人就会发现，怎么一咳嗽就漏尿呢？其实问题的根源就在这里，盆底肌肉功能严重受到了损伤。严重的还有子宫脱垂、直肠脱垂的现象发生，情况就非常严重了。

1 产后复查盆底

产后42天是产妇和新生儿的复查日，也是盆底康复的黄金时期。很多妈妈在生完孩子后，只给孩子做检查，甚至很多妈妈根本不去医院做检查，认为自己恢复得没有问题，完全没必要去医院一趟浪费钱，这就把盆底康复的最佳机会给错过了。产妇生完孩子后，做盆底肌力检查是很有必要的，医生会给盆底肌力做一个评估，并进行等级划分。根据评估结果确定治疗方案，每个疗程结束都要重新评估，然后重新确定方案。

盆底肌力检查的 5 个阶段：

（1）前静息阶段：探头已经放入体内，测试静息状态下肌肉状态，此时尽量让自己最大程度地放松；

（2）快速收缩阶段：测试快肌的功能，顾名思义就是按照指示快速收缩和放松；

（3）紧张收缩阶段：测试慢肌的肌力，根据提示收缩10秒，放松10秒；

（4）耐力收缩阶段：测试慢肌的耐力，根据提示持续保持收紧状态1分钟；

（5）后静息阶段：测试一系列动作后，肌肉是否恢复正常状态，此时也是尽量让自己最大程度地放松。

2 产后盆底肌康复训练

盆底肌康复训练的简单步骤：紧缩盆底肌肉，保持5秒钟，如果5秒对你来说仍然很长，可尝试从2～3秒开始；放松肌肉，保持10秒钟；重复练习10次，每天应该做这组动作3～4次，不需再多了。

避免腹压增加的注意事项

1. 养成良好排便习惯，避免便秘或排便时过度用力，多吃纤维食物及喝水。

2. 主张胸式咳嗽。咳嗽时可将手置腹部尽量避免腹部起伏（以免腹压增加）。

3. 产后不能过早提或举过重的东西，尽量不要跑步或跳绳。

4. 充分休息，不易过度疲劳，避免腰背酸痛，起床动作不要过急。

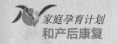
三、简单方便的产后盆底肌康复操

无论是顺产还是剖宫产，妊娠和分娩过程都会对女性的盆底功能造成不同程度的损伤，导致盆底肌肉功能障碍。轻者可能只表现为阴道松弛，性生活不满意或小腹坠胀感，以及便秘、尿频等不适；重者出现尿失禁、子宫脱垂、膀胱直肠膨出等疾病，给女性造成不可言状的痛苦。因此，重视盆底康复就显得十分重要了。

产后盆底肌康复操，又称为凯格尔运动，是一套加强骨盆底耻骨尾骨肌锻炼以加强盆底肌支撑力，预防盆底功能障碍的练习，这是一种非常有用的缩阴运动。起初在 20 世纪 50 年代，阿诺德·凯格尔是为了治疗尿失禁而采用凯格尔运动，后来凯格尔发现这种方法不仅可以帮助恢复骨盆肌肉的紧张力，而且可以刺激生殖器区，增加生殖器区的血流量，从而改善性功能，因而凯格尔运动得以推广。

凯格尔锻炼法是一套简单又实用的盆底康复操，无论是在家中还是在办公室可以随时训练，摆脱尴尬与不适，盆底肌功能恢复将会变得不再困难。

1. 动作一

阴道、肛门一起收缩持续 5 秒，放松休息 10 秒。反复做 5 分钟。

2. 动作二

阴道、肛门一起快速收缩 5 次（每次收缩 1 秒，放松 2 秒）放松休息 10 秒。反复做 5 分钟。每次锻炼分别练习动作一和动作二，共约 10 分钟，每天 3 次。

3. 伸拉盆底肌肉

这是凯格尔运动的变异体，为了伸拉盆底肌肉，将你的盆底肌想象成真空，紧张臀部，伸拉双腿，保持该姿势 5 秒钟，然后放松，每次连续 10 次该动作，完成时间大概为 50 秒。

4. 注意事项

进行盆底康复操锻炼时，避免用腹部和大腿的力量。如果您不能掌握正确的方法，请在医师或盆底康复师的指导下学习收缩。锻炼要循序渐进、适时适量、持之以恒。锻炼 6 ~ 8 周后来院复查，盆底功能检查仍异常者需做盆底康复治疗。

产后盆底肌康复锻炼注意事项

1. 找到盆底肌肉，最常用的方法是小便时突然憋住，这种紧缩是凯格尔运动的基本动作。

2. 开始凯格尔运动前需确保膀胱空虚，否则做运动时你会感觉到疼痛或者尿液漏出。

3. 凯格尔练习过程中保持正常呼气和吸气，不要屏住呼吸，保持臀部和腹部肌肉放松。

4. 盆底肌锻炼法做起来并不难，但是想要达到效果必须长期坚持。

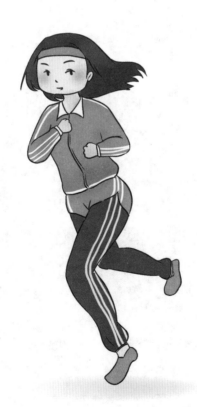

盆底肌康复治疗分为两种，一种是手术治疗；另一种是非手术治疗。

手术治疗主要是有症状的脱垂，或者脱垂程度在Ⅱ度以上伴有明显进展的患者。基本上医院都不建议手术，所有的妈妈们都应该选择尝试保守治疗。

盆底肌康复的最佳方式，就是使用盆底肌治疗仪和凯格尔训练。

第六章 产后盆底肌康复训练

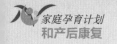
一、产后盆底肌的病症

女性盆底功能障碍已成为影响女性生活质量的五种最常见慢性疾病之一，越来越严重影响女性身心健康成为社会问题。

盆底肌是指封闭骨盆底的肌肉群。这一肌肉群犹如一张"吊网"，尿道、膀胱、阴道、子宫、直肠等脏器被这张"网"紧紧吊住，从而维持正常位置。

和西方女性相比，中国的孕产妇骨盆小，但生下的宝宝个头却不输给外国宝宝，因此，中国女性产后的盆底松弛现象非常普遍。之所以没有引起很多人的重视，是因为盆底松弛导致的某些后遗症，可能要到几十年后才反映出来。

1 为什么出现盆底肌问题

女性在妊娠、分娩的过程中，不可避免地对盆底肌造成不同程度的损伤。妊娠期在孕激素的作用下，盆底会变得松弛，随着胎儿的慢慢长大，胎位下移，盆底也会受到越来越多的挤压。分娩时，随着胎儿的娩出，部分韧带松裂，"盆底肌"弹性变差，无法将器官固定在正常位置，从而出现功能障碍，如大小便失禁、脏器脱垂等。

所以有些剖宫产的妈妈有个这样的疑惑，为什么剖宫产还会出现阴道松弛等盆底肌问题，这是因为孕期的影响，不是只有顺产才会出现盆底肌问题。

2 盆底肌如何检查?

产后42天的妇科检查非常重要，一般的触诊即可对盆底状况有一个很好的判断。就诊者躺在妇科检查床，医生通常要求其用力屏气和咳嗽，对阴道壁膨出程度和宫颈位置进行判断。就诊者可能经常会有这样的疑惑"为什么不同医生对我的膨出脱垂程度判断不一？"这多是因为取仰卧姿势检查的局限性所造成。必要时，医生若能让就诊者采取站立位检查，判断将可能更为准确。有些医院有产后康复科，产妇可以进行盆底肌筛查，利用仪器进行盆底肌肌力测试。

3 盆底肌的病症

表现为尿失禁、阴道松弛、膨出、子宫下垂、尿失禁，很多人一听到尿失禁感觉特别严重，其实尿失禁也分轻重，轻度尿失禁，叫漏尿，就是打喷嚏，咳嗽，跑或者跳的时候，有尿液流出，这些情况，就要做好盆底肌治疗，否则到了老年会加大大小便失禁的概率。

子宫下垂、阴道壁膨出都属于盆腔器官脱垂。脱垂伴随症状通常有盆腔压迫感或者坠胀感，性功能改变、漏尿、便秘。但并不是所有脱垂患者都有症状，所有大家不能掉以轻心。产后盆底肌损伤的症状说大不大，但是严重影响了女性的生活质量，如果不及时加以治疗改善，还可能会随着年龄的增长日益严重。

盆底肌的主要功能

1. 性：性快感和性健康。

2. 括约：控便、控尿。

3. 支持：承载和支持着盆底脏器（膀胱、子宫、直肠）。

4. 协调完成腹部——盆骨生物动力学。

5. 维持阴道紧缩度、抵御外来有害细菌。

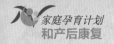
二、盆底肌康复治疗

盆底肌康复治疗分为两种，一种是手术治疗；另一种是非手术治疗。

手术治疗主要是有症状的脱垂，或者脱垂程度在Ⅱ度以上伴有明显进展的患者。基本上医院都不建议首选手术，所有的妈妈们都应该选择尝试先进行保守治疗。

盆底肌康复的最佳方式，就是使用盆底肌治疗仪和凯格尔训练。

1 盆底肌理疗

需要借助治疗仪，采用电刺激疗法或生物反馈疗法。电刺激可以使受损伤的肌肉、神经得到较好的纠正，具有长期疗效。这种疗法在日韩等国家地区早已经普及了，国内普及得慢一些。生物反馈疗法，就是电刺激配合自主锻炼进行盆底肌康复。目前，比较受欢迎的就是用治疗仪进行电刺激治疗了。

2 凯格尔运动

凯格尔运动是盆底肌肉锻炼，坚持凯格尔锻炼一个月后就能开始有所改善，训练时间至少半年就有机会完全康复。

盆底肌锻炼要素：

（1）知道哪些是盆底肌，亲身感知身体上这些部位

（2）锻炼的动作须正确

（3）定期锻炼

您在盆底锻炼时，盆底锻炼的正确性非常重要，如果动作不正确，这些锻炼不但不会加固您的盆底肌，甚至可能进一步削弱盆底肌力。

3 正确的盆底锻炼

想象你试图憋屁，同时憋尿：是夹紧和上提的感觉。做的时候不要憋气，不要夹紧臀部和大腿，胸腔和腹部全都是放松的，呼吸轻松自然。躺在床上，体会肛门阴道轻松收缩，上提，缓慢放松的感觉。确定自己动作正确，学习并学会盆底收缩运动。

4 提高盆底肌肉耐力

（1）想象你的骨盆底部肌肉是上升的电梯。当你不能持续收紧这些肌肉，就好像电梯下到底层一样。

（2）试图收紧多一些，将电梯升高到一楼，再多一些来到2楼，然后再到3楼，尽可能多地夹紧，能保持多久，不要忘记自然的轻松的呼吸！

（3）现在，慢慢将电梯下降到2楼，然后到1楼，然后再到底层，缓慢地向下降比向上升会感觉更困难。

5 盆底肌锻炼两种方式

（1）慢速=提高耐力：慢些夹紧骨盆底部肌肉，尽可能保持这种收缩(保持呼吸)，然后慢慢放松。

（2）快速＝爆发力／强化力量，重复收紧和放松这些肌肉。

6 盆底肌日常锻炼

（1）常规操作：放松大腿根，小腹，腰部肌肉→收紧上提盆底肌肉，保持1～2秒钟（记住自然呼吸）→放松盆底肌→重复3次如此地收紧放松动作→休息1～2分钟，完成1组→重复以上操作3次，也就是完成3组。

（2）当你能很好地完成以上操作后：尽可能上提收紧盆底肌肉，保

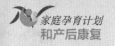
持 3 ～ 5 秒（锻炼进一步加强后，保持 10 秒）→缓慢放松下来→休息 5 秒→重复以上动作 4 ～ 5 次，为 1 组→休息 2 分钟→做第 2 组→重复 10 组→每天做 2 ～ 3 次。

关于中断撒尿练习

1. 如厕时做中断撒尿练习并不是一种锻炼，经常地做中断撒尿，再撒一点点，这样实际上可能导致更多的排尿问题。不过，中断撒尿的动作能够帮你体会如何"收紧阴道"，能够让你了解盆底肌是如何工作关闭尿道的。

2. 这种中断尿液的动作只能是偶尔的尝试，目的是帮助你了解盆底肌是如何收缩的。做这个动作，并不能说明你的盆底肌是强健还是薄弱，它只能说明你是不是用到了正确的肌肉，是不是提起了盆底肌！

三、怎样做凯格尔运动？

1 找到凯格尔肌肉

最简单的办法就是在尿尿时立即憋住尿，这种憋尿的动作其实就是凯格尔运动。但是，需要特别提醒的是不要将憋尿的动作当作凯格尔运动来练习！这样做不仅不利于凯格尔肌肉的锻炼，反而会使凯格尔肌肉变弱。你也可以通过将洗干净的手指伸入阴道并按压周围的肌肉，感受肌肉紧缩和骨盆底向上移动，停止按压，你将会感觉到盆底重新移回。并且，你可以试图用这些肌肉来包裹你的手指。

如果自己可以感觉到盆底肌，可以选择在医院治疗，也可以选择回家自己做凯格尔运动。但是需要强调的是，凯格尔运动是一项需要持续坚持的运动，3天打鱼两天晒网肯定不行，每天至少需要做2组，每组15～30分钟，6～8周为1个疗程，坚持3个月才可以看到明显效果。坚持不了的妈妈花点钱在医院做盆底肌治疗，也不失为一个督促自己坚持的好办法。想要省钱又想要有一个健康盆底肌和美好性生活的妈妈需要持之以恒才行。

2 开始凯格尔运动

凯格尔运动实际上是一个非常方便而且隐蔽的运动，只有盆底肌参与，只要一开始用心去感受盆底肌就好了。凯格尔运动随时随地都能做，开车、刷微信、喂奶、打电话、看电视、与朋友聚会吃饭，甚至边工作边做都可以，不会被人发现。

在开始凯格尔运动之前，最好先清空膀胱（如果是在开车或是在做其他工作，只要不是憋尿状态也没什么大碍），然后放松身体，确保只有盆底肌参与了这项运动，腹肌、手臂、腿部等地方的肌肉都是完全放松的，如果做完凯格尔运动你觉得有其他肌肉酸痛，那肯定是用力用错了。

（1）收缩你的骨盆底肌肉，刚开始至少收缩3秒钟，做几天之后可以延长至5秒钟甚至10秒钟。一开始不要强求时长，以免拉伤肌肉。

（2）休息10秒钟，让盆底肌肉放松，避免拉伤，然后再开始下一次重复练习。

（3）重复练习10次。如果你开始是通过收缩肌肉5秒，再收缩5秒钟，放松10秒，并重复15分钟（练习一段时间后可以延长至30分钟），这是一组凯格尔练习，每天需要练习2～3次，或者每天做150～200次。

（4）建立一次收缩你的盆底肌10秒的目标。练习的总时长不变，并记住收缩之后需要放松10秒钟。

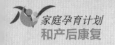
接下来，可以适当增加训练的难度，想象盆底肌就像一个电梯，这10秒钟内的每1秒，这个电梯都在往上升一个楼层，从1楼逐渐升至10楼，然后再从10楼慢慢降至1楼，这样会增强你对盆底肌的控制能力。

凯格尔运动注意事项

1. 如果你能持之以恒地每天做凯格尔运动，根据美国国立卫生研究院（NIH）的报道，你可能在4~6周以后就会觉得盆底功能有所改善，而3个月以后将会感受到明显效果。

2. 一旦你发现凯格尔运动的效果，你千万别为了取得更好更快的效果而加大运动强度，运动过度可能也会导致盆底肌受损，你只要坚持原本有效的凯格尔运动就好！

产后 1 年，被称为产后盆底肌恢复的理想时期。这意味着你的盆底肌恢复需要时间，不是分娩后 1 周 2 周，1 个月 2 个月就可以恢复到最佳，它需要至少 1 年的时间才使得你的一些症状缓解或消失，获得身体各部位的平衡与稳定。一般来讲 9～10 个月是一个里程碑，大多新妈妈们会感觉到 9 个月时盆底状况得到质上的，显著的改善。在这之前身体上感觉到时好时坏是一个普遍的现象。

第七章

盆底肌检测操作

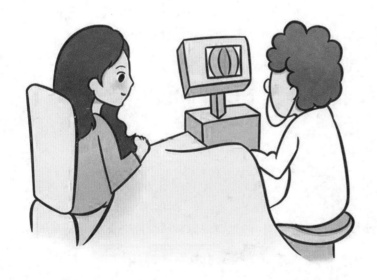

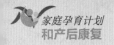
一、盆底肌肌力检测步骤

盆底肌肌力检测分两步进行:

1 盆底肌肉初筛检查

（1）操作步骤

1）治疗床铺上一次性隔离巾。

2）患者脱一边裤腿以暴露外阴，取半坐卧位，并分开双膝。

3）检查者左手掌轻压患者腹部，右手中指及食指缓慢进入患者阴道，开始进行检测。

（2）检测方法

1）一类纤维：用口令叫患者收缩阴道，以收缩持续时间和连续完成次数来分级。叮嘱患者在进行阴道收缩时，尽量不要进行腹肌收缩，把腹肌收缩与肛提肌收缩分离出来。

2）二类纤维：让患者以最大力和最快速度收缩和放松阴道，以6秒工作时间内所能收缩的次数和持续完成次数来分级。盆底肌力测试（GRRUG）测试（有疲劳）收缩质量（没）保持收缩次数 0 无 0 0 1 颤动 1S 1 2 不完全收缩，2S 2 3 完全收缩，没有对抗 3S 3 4 完全收缩，具有轻微对抗 4S 4 5 完全收缩，具有持续对抗 5S ＞ 5。

2 电诊断

经过盆底肌力初筛检查后，肌力＜3级，需进行盆底肌肉康复治疗者，治疗前用Phenix机器进行机电探头检测（即低频电诊断）。

（1）操作步骤

1）治疗床铺上一次性隔离巾。

2）患者脱一边裤腿以暴露外阴,取半坐卧位（能看到显示屏为适），并分开双膝。

3）用酒精抹洗下腹部粘贴中性电极的部位。

4）以去除皮屑，减少干扰。

5）贴上中性电极（3片，其中1片置于骨性组织的表皮，2片置于腹肌表面）。

6）在治疗头表面均匀涂抹润滑导电膏，动作轻柔地把治疗头放进阴道（2个金属环均应置于阴道口内）。

7）准确连接中性电极和盆底肌肉治疗头与Phenix设备通道之间的连线。

8）进入程序开始检测。

（2）观察指标

1）肌肉收缩速度：正常肌肉收缩为闪电样，神经变性支配的肌肉收缩缓慢，甚至呈蠕动样。

2）极性法则的变化：正常在直流电刺激时，阴极通电引起肌肉收缩用的电阳极通电引起肌肉收缩所用的电流。在神经肌肉变性时则相反。

3）兴奋阀的变化：A. 感应电刺激阀的上升早于直流电刺激阀的上升。

　　　　　　　　B. 神经的阀值上升早于肌肉的阀上升。

　　　　　　　　C. 部分变性时阀值上升，完全变性时阀值消失。

　　　　　　　　D. 阀值上升 > 50% 方有临床意义。

4）肌力、疲劳度：肌力分5级和IC与0级，疲劳度正常0。

盆底肌肌力分级

共6级：IC级，1～5级。

IC级：手指感觉不到肌肉收缩动作，但不能区分完全无收缩

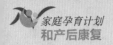
力还是患者不懂收缩。

1级：能感觉到肌肉轻微收缩（蠕动），但不能持续。

2级：能明显感觉肌肉收缩，但仅能持续2秒。并能完成2次。

3级：肌肉收缩能使手指向上向前运动，持续时间可达到3秒。能完成3次。

4级：肌肉收缩有力，能抵抗手指的压力，持续时间可达4秒。能完成4次。

5级：肌肉收缩有力，能持续对抗手指压力达5秒或以上，完成5次以上。

二、定位盆底肌的方法

在锻炼盆底肌之前，我们最关键的一步就是找到盆底肌——感知盆底肌，如果连盆底肌都找不到在哪里，感觉不到它的存在，这对盆底肌训练是最大的障碍。接下来，我要教大家几种定位盆底肌的方法。

1 排尿识别

当我们在排尿的时候，中断排尿（夹紧），使用到的就是我们盆底肌。

这个动作可以帮助我们识别这块肌肉，但这个动作仅能偶尔进行，因为毕竟膀胱排空的正常模式应该是连续排尿，1周内不能超过1次。

2 使用镜子观察

坐在椅子的边缘同时调整镜子到合适的角度查看盆底。将小阴唇扒到两边，收缩盆底肌，同时做呼气动作，观察会发生什么。你应该能看到尿道外口的关闭，尿道上移和阴道口关闭。肛门括约肌收缩，若用手抱起膝盖向前提升盆底，腰部和臀部就会放松。重复这些动作，观察尿道慢慢关闭、尿道上提和阴道口的关闭。观察当放下大腿之后，盆底慢慢地放松。

现在观察当你剧烈咳嗽时会出现什么现象发生。如果出现脱垂（膨出），就说明盆底肌肉薄弱或反应缓慢。同样，活动和锻炼时出现脱垂也能说明这一问题。盆底肌肉不能维持脏器在正常位置导致失禁和盆腔脏器脱垂。正常情况下，咳嗽时盆底肌肉能及时收紧，控制住整个盆底。

3 手指感知

将你的食指和中指插入阴道内2～3 cm，反复锁紧和放松耻骨肌，让你的手指感受肌肉的力量。正常情况下，你的手指感觉被紧紧夹住；如果盆底肌肉力量差，比你感觉很松垮，没有力量。你能感觉到肌肉的力量和强度，如果什么感觉都没有或者感觉力量很小，说明盆底肌肉薄弱。向上移动你的手指，沿着上面的阴道壁到阴道顶端，你会觉得很宽敞，当你摸到一个中间有个小孔的东西，那就是宫颈。支持子宫的这一部分肌肉组织，就是我们的盆底肌，正常情况宫颈位置离阴道口4 cm以上，如果低于4 cm，就是子宫脱垂。如果插入手指困难，或者感觉疼痛，表明盆底肌肉紧张，我们要放松，再次进入，如果还是疼痛，考虑是肌张力高或者有外阴疼痛综合征。

4 吹气球感知

坐姿，用力吹气球，你会感觉到骨盆下部有块区域在用力，这就是骨盆底区域。骨盆底在压力下的不同反应：

（1）当你吹气球时，你可能会想小便。

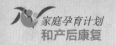
（2）感觉骨盆底向下压。

（3）感觉骨盆底区域自身很强烈的收缩，甚至往上提。

当你用力吹气球时，你的腹部收缩，部分压力指向咽喉方向，部分压力指向骨盆底。如果盆底肌肉薄弱，腹部的压力会导致撒尿的急迫感。如果盆底肌肉足够强壮，则可以控制小便，你只感受到肌肉或多或少地向下收缩。如果盆底肌肉强壮，它们会和腹部肌肉一起形成向咽喉处的压力。用力吹气球时，人体可能有 3 种反应。但每种反应取决于盆底肌的强度和人体对盆底肌的控制程度。

5 卫生棉试验

洗手，然后将卫生棉条用温水浸湿插入阴道。缓缓插入，尽量放到位，然后慢慢向外牵拉卫生棉条。如果你拔出来比较费力，说明你的盆底肌肉能绷紧；如果很轻易就拔出来，那么说明盆底肌肉缺乏力量（阴道松弛）。

6 震动器训练

震动能使肌肉敏感。许多女性发现使用一个震动器能达到性高潮，但鲜为人知的是，震动能增加肌肉收缩的能力，提高其强度。如果你将震动器插入阴道并在震动时收紧你的盆底肌，你能明显感觉到震动时盆底肌的收紧。

三、产后康复的注意事项

1. 产后 1 年：被称为产后盆底肌恢复的理想时期。这意味着你的盆底肌恢复需要时间，不是分娩后 1 周、2 周，1 个月、2 个月就可以恢复到最佳，它需要至少 1 年的时间才使得你的一些症状缓解或消失，获得身体各部位的平衡与稳定。一般来讲 9 ～ 10 个月是一个里程碑，大多新妈妈们会感觉到 9 个月时盆底状况得到质上的、显著的改善。在这之前身体上感觉到时好时坏是一个普遍的现象。

2. 良好的睡眠：新妈妈因为需要哺乳和照顾孩子，很难保障良好的睡眠，但是至少我们要保证不失眠，提升睡眠质量。良好的睡眠是产后康复的另外一剂良药。人体在深度睡眠中"每一个细胞都在努力蓄积勃勃生机"。

3. 适度的活动与有规律的科学锻炼：产后恢复可以做一些散步，呼吸新鲜空气，做做盆底操，你会感觉身心轻松。随着产后时间的推移，身心状态的提升，可以开始进行有规律的科学的盆底锻炼与整体锻炼，包括成体系的盆底训练操。

4. 盆底电刺激和生物反馈治：只有建立在正确的个性化方案之上，才能帮到盆底康复。固定程式的、模式化的电疗大多时候起不到作用，甚至有可能起到反作用。当你在治疗过程中，身体感觉有任何不适或者有任何疑问，请务必跟自己的治疗师交流探讨，以便及时调整方案。不要害怕与医护人员对话，如果你是真诚的、镇定的，医护人员会愿意与你做仔细的沟通和交流。

5. 凯格尔锻炼与提肛锻炼：请先弄清楚自己的盆底状态，如果你的分娩过程并不是所谓的顺利分娩，你曾经历了难产、产钳胎吸助产、阴道会阴撕裂或侧切，请不要着急凯格尔锻炼或提肛练习。等到你感觉伤口愈合得不错了，没有隐血，没有疼痛，整体身体有力气了，再开始正确的提肛练习也不迟。提肛练习求质不求量，每天做 2 ～ 5 次有质量的提肛，切忌过度练习，以防造成肌肉疲劳引起反作用。

很多新妈妈们因为产后发现轻度的前后壁膨出，精神压力很大，产生极大的担忧。其实大可不必如此，因为肌肉不是立竿见影便能恢复的，树立信心和耐心，实施积极的盆底锻炼，会显著促进恢复。另外，盆底

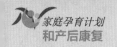
器官脱垂也不会一夜之间加剧，盆底脱垂轻中度患者通过调节生活方式，能够保持很好的身体平衡，大多 10 年 20 年内都在可控范围，并不需要手术。保持镇定积极的心态，永远都是身体健康的强力支撑。

特别说明

轻中度阴道壁膨出不影响性生活。

分娩时未经历难产，未采用产钳胎吸助产，无阴道会阴撕裂，新生儿体重不大，在产后 9 ~ 12 个月，这些轻度的膨出会自然恢复或显著改善。

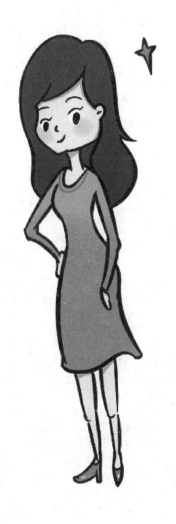

第三部分

其他与女性健康相关的问题

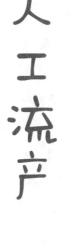

第一章

人工流产

人工流产是指因意外妊娠、疾病等原因而采用人工方法终止妊娠，是避孕失败的补救方法。终止早期妊娠（3个月内）的人工流产方法包括手术流产和药物流产。手术流产包括负压吸引术和钳刮术。

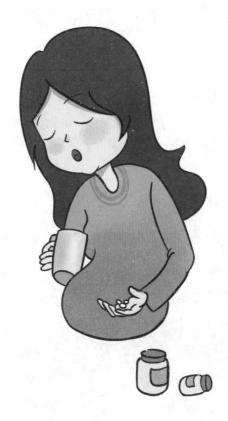

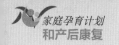
一、人工流产的选择

人工流产是指因意外妊娠、疾病等原因而采用人工方法终止妊娠，是避孕失败的补救方法。终止早期妊娠（3个月内）的人工流产方法包括手术流产和药物流产。

手术流产包括负压吸引术和钳刮术，其中负压吸引术适用于妊娠10周内要求终止妊娠或患有某种严重疾病不宜继续妊娠且无禁忌证者；钳刮术适用于妊娠 10 ~ 13 周要求终止妊娠或因疾病不宜妊娠或其他流产方法失败者，近年来由于米非司酮、前列醇素等的临床应用，钳刮术逐渐被药物引产所代替。

药物流产优点是方法简便，不需宫腔操作，无创伤性，目前临床应用的是米非司酮和米索前列醇，适用于宫内妊娠 7 周内要求终止者；>7周者酌情考虑；有瘢痕子宫、哺乳期、宫颈发育不良或严重骨盆畸形等人工流产高危因素者、多次人工流产术史、对手术流产有恐惧和顾虑心理者。

一些妇女喜欢手术方法简单、快速、并发症或失败危险低。其他妇女由于药物流产不涉及手术器械并且可能似乎更像自然流产偏爱药物方法。

二、人工流产的危害

目前一般情况下在正规医疗机构进行人工流产治疗是安全的，严重并发症发生率很低。药物流产可能导致恶心、呕吐、下腹痛、乏力等不适；流产后出血时间过长及出血量过多是其主要副反应，不全流产危险较高。手术流产可能导致的近期并发症包括子宫穿孔、人工流产综合反应、吸宫不全、漏吸、术中出血、术后感染、栓塞等。中远期影响有宫颈粘连、宫腔粘连、慢性盆腔炎、月经失调、继发性不孕、增加早产、胎盘粘连及植入、胎儿窘迫等。我国流产虽"合法"但尚被认为"不道德"，尤其是青少年女性不堪道德压力在黑诊所接受不安全非正规流产操作，常导致以上并发症的发生，因此生育期妇女同志一定要做好避孕措施，尽量避免或减少意外妊娠，在流产时置入宫内节育器是预防再次意外妊娠的最佳可逆性避孕方法。若避孕失败一定选择正规医疗机构终止妊娠。

三、女性不可不知的产后避孕知识

避孕是女性生殖健康的重要部分，特别是产后的新妈妈们，应做好避孕，反复人工流产不但严重损害女性心理健康和生殖健康，还会引发不孕以及器官损伤。

哺乳期并非安全期，相对而言，哺乳的母亲月经复潮会有一定时间的延迟，甚至在整个哺乳期月经一直不复潮，一般产后 4 ~ 6 月恢复排卵。哺乳期产妇月经虽未复潮却不代表没有排卵，可以有额外排卵，仍有受孕的可能，由此可见，哺乳期同样需要避孕。

产后女性有一段恢复期常称为"产褥期"（指全身各器官除乳房外恢复至正常未孕状态，一般为 6 周时间）。哺乳期怀孕会造成子宫复旧不良，孕囊着床在未复旧的子宫腔内，易引起胎盘粘连、前置胎盘、早产等，增加产前、产时、产后并发症的风险。建议两次妊娠间隔时间，顺产间隔 1 年以上，剖宫产间隔 2 年以上。

无论顺产还是剖宫产，产后月经复潮及排卵时间都受哺乳影响，因个体差异每一位产妇的排卵时间不一，故建议产后一旦恢复性生活即开始避孕。

产后不推荐使用安全期避孕、体外射精、紧急避孕药等避孕方式。所谓的安全期会因为外界的环境、自身的情绪和哺乳期月经未来潮等影响而发生变化；尤其是哺乳期和月经周期不规律者安全期更不安全，因

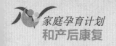
此不推荐使用安全期避孕。体外射精，虽说男伴在射精之前就离开女性体内，但是在男性射精前，会有少部分前列腺液已经流出，流出的前列腺液里含有少部分精液，所以体外射精也是不推荐的。紧急避孕药，避孕效果有 85%，失败的比例还是很高的，而且如果每年服用紧急口服避孕药次数超过 3 次，易导致内分泌紊乱，临床表现为不规则出血，月经周期不规律等。

男性避孕套是产后哺乳期最佳选择，但一定要注意全程使用，否则也容易导致意外妊娠。还有女性使用的阴道避孕套可供选择。

采用高效避孕方式是指在正确使用的情况下，避孕失败率＜1%，称之为高效避孕方法。其中属于高效避孕方式的有短效口服避孕药和宫内缓释系统（但在产褥期实用有一定的限制）。

表　2 种避孕方式比较

避孕方式	适合人群	优　点	缺　点
口服避孕药	2 年内有再次妊娠的需求，无禁忌证的女性	正确使用避孕效果高达 99%，还能减轻痛经和月经过多等症状	无法有效预防性传播疾病
宫内节育器	2～3 年内不打算生育的女性，可以长期避孕	宫内节育器体积小，数年内可有效避孕，减少购买卫生巾的费用	可导致月经不规律，价格昂贵，有不良反应，可能宫内滑脱甚至移位

产后避孕药物的使用受哺乳的限制，在配方奶使用的母亲中可以使用，但选择时应当注意对肝脏功能的影响。宫内节育器的放置根据具体情况，又可以剖宫产同时放置的，也可以选择产后半年放置的，还可以选择皮下埋植。

随着医学科学的不断进步，提供选择的药物和工具将会更多，希望新妈妈产后关注自身健康，增强避孕意识，建立良好的亲子关系，步入人生新征程！

第二章

妇科疾病与孕育

流产后持续 2 周的少量流血是正常的；药物流产一般持续流血不超过 9 天，超过 45 天则很稀少了。如无异常，一般术后 2 周复查妇科 B 超和血 HCG，直至血 HCG 下降至正常。如出现以下情况则需就诊：突然发生剧烈腹痛、苍白、出汗、心慌、脉弱快、血压下降、发热、阴道分泌物浑浊味臭、阴道出血超过月经量或持续时间超过 10 天；月经过少或术后超过 40 天不来月经或仍有妊娠反应；不孕。

流产

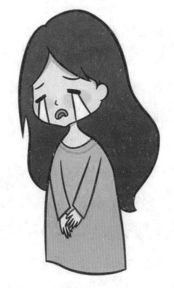

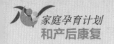

一、异位妊娠后的再次怀孕

异位妊娠即我们常说的"宫外孕"。受精卵在子宫腔以外的组织或器官着床、发育的异常情况就是异位妊娠。有许多宫外孕的患者在治疗后都会问医生，我多久以后可以再次怀孕？因为经过异位妊娠后，不管是手术治疗还是保守治疗，子宫和输卵管都需要一个休息、恢复的过程。一般建议在异位妊娠后应至少避孕 6 个月再怀孕。需要指出的是，有过异位妊娠史的女性再次怀孕时比其他没有异位妊娠史的女性更容易发生异位妊娠。有研究表明，异位妊娠的次数越多，再次异位妊娠的风险越高。1 次异位妊娠后再次异位妊娠的概率为 15% ～ 30%，2 次异位妊娠后重复异位妊娠的概率上升至 32%。这与盆腔炎症、输卵管不通等原发病因素以及异位妊娠治疗后加重盆腔粘连都有着密切关系。因此，经历过异位妊娠的女性在准备再次妊娠前，应该先到医院进行检查。如有盆腔炎性疾病、阴道炎等，应该先积极治疗。由于输卵管妊娠是异位妊娠最主要的类型，因此再次怀孕前先进行子宫输卵管造影（HSG）确定输卵管是否通畅尤为重要。如输卵管不通，则再次发生异位妊娠的可能性极大。因此，应先进行输卵管通水等治疗疏通输卵管。另外，对于双侧输卵管不通、疏通效果不好，又确有生育要求的患者，可以先切除双侧输卵管再采取辅助生殖手段助孕，避免受精卵再次着床在输卵管上，这样可以在很大程度上规避再次异位妊娠的风险。

二、子宫肌瘤对妊娠和分娩的影响

子宫肌瘤是育龄女性的常见良性肿瘤，是子宫平滑肌细胞增生所导致的。大多数女性都是平时没有自觉症状，偶然在体检报告上才发现自己有子宫肌瘤。许多备孕的准妈妈们做孕前检查发现自己有子宫肌瘤，都感到非常担心，害怕子宫肌瘤的存在会影响到宝宝的安全。其实，并不是所有的子宫肌瘤都会对妊娠和分娩产生不良影响。小肌瘤和位置不在宫腔内的肌瘤（如浆膜下肌瘤以及位置靠近浆膜表层的肌瘤）对妊娠和分娩几乎不产生影响，可以不做处理。而且这些肌瘤占到了肌瘤患者的绝大部分，所以准妈妈们也不必过度担心。但是，有一些特殊位置（如突向宫腔内的肌壁间肌瘤）或者体积较大的肌瘤（黏膜下肌瘤）因为占据了宫腔的空间，抢了宝宝的"地盘"，会在一定程度上对宝宝的生长发育造成影响。此外，精子是通过宫颈 - 宫腔 - 宫角的输卵管开口 - 输卵管的路径到达输卵管壶腹部与卵子相遇的，因此宫颈肌瘤会阻挡精子通过，宫角肌瘤会影响到精子和卵子的结合，"此路不通"就会引起不孕；在妊娠初期，体积较大、突向宫腔的肌瘤可引起宫腔变形或子宫内膜供血不足，影响受精卵着床，从而引起早期流产。这就像土地不平坦又很贫瘠，当然长不出好庄稼；在妊娠的中晚期，体积较大的肌瘤抢占了宝宝的地盘，会限制宝宝的生长发育，甚至还有可能引起流产、早产等不良后果；在分娩前，生长位置较低的肌瘤可能阻碍宝宝的头进入妈妈的产道，导致胎位异常和产道梗阻，引起难产；在宝宝娩出后，子宫肌瘤还有可能影响妈妈的子宫收缩，导致宫缩乏力，发生产后出血。因此，对于有子宫肌瘤的准妈妈们，应该在孕前先找医生进行评估，如果是体积比较小的肌瘤，准妈妈们可以不必太在意，但是对于特殊位置和体积比较大的子宫肌瘤，应该先按照医生给予的方案进行治疗后再备孕。

三、宫颈病变与备孕

由于人乳头瘤病毒（HPV）感染在女性中越来越普遍，宫颈病变的发生也呈年轻化趋势，定期宫颈检查显得尤为重要。为了在孕前对宫颈

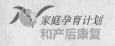

病变早发现、早治疗，避免宫颈病变在妊娠期中发生进展，影响母胎的安危，宫颈细胞学筛查（TCT）和人乳头瘤病毒（HPV）是准妈妈们孕前必不可少的检查，如果检查没有异常再考虑备孕。

如果在上述检查中发现了异常，应该先进行宫颈组织活检确定病变的存在（宫颈上皮内病变 CIN），再根据具体的病理结果安排相应治疗。宫颈锥切术是美国阴道镜检查与子宫颈病理学会（ASCCP）推荐治疗 CIN 的主要策略。说到这里，许多准妈妈又会问，宫颈锥切术对怀孕是否有影响，以及术后多久可以怀孕？目前多数研究认为宫颈锥切术对患者的受孕能力没有显著影响，但与患者的不良妊娠结局有关。宫颈锥切术切除的宫颈组织范围增加，可能导致宫颈机能不全。简单地说，就是宫颈内口的组织发生了松弛，不能支撑胚胎组织到足月，因此容易发生早产。那么宫颈锥切术后多久可以再次妊娠呢？有学者发现，宫颈组织的再生发生于锥切术后的 3 ~ 12 个月内，避免在此期间内怀孕可以显著降低早产的风险。一般宫颈锥切术与妊娠之间的时间间隔 < 6 个月会使发生早产的风险增加 30% ~ 60%。因此医生建议在宫颈锥切术 12 个月以后再怀孕为宜。另外，如果已经出现了宫颈机能不全，可以进行宫颈环扎术（即将宫颈内口松弛的组织扎紧）来避免宫颈因素导致的早产。

当然，宫颈锥切术对于宫颈病变并不是一劳永逸的。术后的定期随诊非常重要。尤其是术后想要备孕的患者。我们建议患者宫颈锥切术后前 3 个月每月到医院复查，主要是检查创面愈合情况，以便发现异常时能够及时处理。在术后第 3 个月时，建议复查宫颈细胞学（TCT）和人乳头瘤病毒（HPV）；术后第 6 个月、第 9 个月和第 12 个月分别再复查相同项目。如果想要怀孕的患者可以考虑此时开始备孕。在前期复查结果没有异常的前提下，分娩后仍然需要每 6 个月复查 1 次。在多次检查结果无异常后，以后每年进行复查。

四、妇科恶性肿瘤与备孕

随着肿瘤治疗领域的不断发展，越来越多的肿瘤患者可以达到长期生存，且由于妇科肿瘤患者年轻化的趋势和二胎政策的放开，肿瘤患者对于生育的要求，也越来越受到妇产科医生的重视。许多患者也关心自己在罹患妇科肿瘤后是否还有机会当妈妈。对于妇科三大恶性肿瘤（卵巢癌、宫颈癌和子宫内膜癌）的患者，对生育机会也并不是"一竿子打翻一船人"，其中有一部分是可以怀孕的。

在罹患卵巢癌的患者中，对于一些肿瘤处于早期和恶性程度较低的组织类型的卵巢癌患者，可先通过保留生育功能手术进行治疗，术后尽快怀孕，在分娩后尽快行根治性手术；在宫颈癌的患者中，对于早期的（ⅠA1 期）、特定组织类型的（微小浸润癌）、没有淋巴浸润的患者，可以做宫颈锥切后生育；对于ⅠA1 期伴有淋巴脉管浸润以及ⅠA2 期的患者，可以进行更大范围的锥切以后再进行生育。完成分娩后，对于人乳头瘤病毒持续阳性的患者（宫颈癌进展的风险大）和有手术意愿的患者，可以做子宫切除；对于早期的、病灶局限于子宫内膜的子宫内膜癌患者，可以在使用甲地孕酮或醋酸甲羟孕酮等孕激素药物进行治疗后，对子宫内膜的病变进行评估，如果在 6 个月内完全缓解，患者可以受孕，妊娠结束后再进行双附件 + 子宫切除 + 手术分期。

总的来说，对于大部分早期的妇科恶性肿瘤患者，都是有机会怀孕的，在分娩后再进行进一步的治疗。这也就回到了一个老生常谈的问题，不管是想要备孕的准妈妈们还是其他人群，都应该定期进行系统的身体检查，一旦发现异常，应该早发现、早诊断、早治疗。

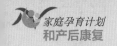
五、子宫内膜异常与备孕

在门诊工作中，我们常常能遇见许多子宫内膜异常的患者咨询怀孕相关的问题。这里我们就讲讲哪些子宫内膜异常的患者可以在治疗后怀孕。

1. 薄型子宫内膜：子宫内膜较薄（厚度 < 7 mm）通常与反复的人流术、清宫术以及内分泌紊乱有关，最常见的症状是月经量的减少。土壤不肥沃种子自然是难以生根发芽，因此也是引起不孕的一个重要因素。医学上可以通过使用雌激素药物促进子宫内膜生长，使子宫内膜可以达到能够受孕的厚度。

2. 宫腔粘连（IUA）：宫腔粘连的发生也与多次人流术和清宫术有着密切关系。对于 IUA 的患者，可以在宫腔镜下将宫腔的粘连分离开，再应用雌激素或雌孕激素促进子宫内膜生长，增加内膜的厚度，以达到受孕的目的。

3. 慢性子宫内膜炎（CE）：慢性子宫内膜炎的发生主要源于多种因素导致的宫腔内感染，可以通过应用抗生素进行抗感染治疗后受孕。

4. 子宫内膜增生：包括不伴不典型增生和伴不典型增生，患者可以通过孕激素制剂治疗子宫内膜的病变后自然受孕或经辅助生殖技术（ART）受孕。

5. 子宫内膜原位癌：前文已经提到了早期子宫内膜癌（原位癌）患者使用孕激素保守治疗后受孕，在此不作赘述。

六、卵巢肿瘤与妊娠

有许多准妈妈在孕前甚至妊娠期的 B 超报告上发现自己有卵巢包块并感到非常担心。首先，卵巢肿瘤分为良性肿瘤和恶性肿瘤，并非所有 B 超检出的卵巢包块都是恶性病变。"谈瘤色变"未免太过紧张。如果是在孕前发现了卵巢包块，不论大小应该积极咨询医生，进行进一步检查及相应的治疗。妊娠合并卵巢肿瘤的发病率约为 0.19%，主要是成熟性畸胎瘤和浆液性囊腺瘤，恶性者约占其中的 2.15%。研究表明，妊娠期的大部分卵巢肿瘤可以自然消退，直径小于 6 cm 的卵巢肿瘤在孕期大多维持原样或逐渐缩小，产生蒂扭转和恶变的机会很小，对妊娠和分娩过程几乎没有影响，也很少会影响到妊娠结局。因此，对于孕期发现的直径小于 6 cm 的卵巢良性肿瘤，可以暂不做处理，在剖宫产术中或阴道分娩后 6 周进行手术切除。

妊娠合并卵巢恶性肿瘤的病例比较少见，且大多数属于早期病例。如果在早孕期（怀孕 12 周内）发现卵巢恶性肿瘤，应该尽快终止妊娠对肿瘤进行相应的治疗；在中孕期（13 ~ 27 周末），如果病情允许，应尽可能等待胎儿成熟以提高胎儿的存活率；在晚孕期（28 周以后），估计胎儿成熟后再行终止妊娠。

第三章

不可忽视的宫腔粘连

宫腔粘连是妇科常见、对生育功能严重危害并且治疗效果较差的宫腔疾病，严重影响女性生殖生理及身心健康；它是指由于子宫内膜受损，引起子宫各壁间的相互黏附，导致部分甚至全部宫腔闭塞。其病因包括机械性损伤、感染等，其中早孕期进行的人工流产和产后刮宫是宫腔粘连的主要病因。

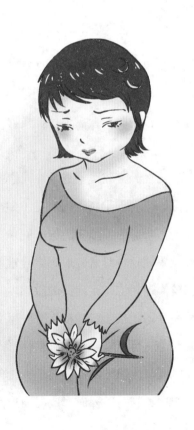

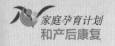
一、宫腔粘连的定义及病因

宫腔粘连是妇科常见、对生育功能严重危害并且治疗效果较差的宫腔疾病，严重影响女性生殖生理及身心健康；它是指由于子宫内膜受损，引起子宫各壁间的相互黏附，导致部分甚至全部宫腔闭塞。其病因包括机械性损伤、感染等，其中早孕期进行的人工流产和产后刮宫是宫腔粘连的主要病因。

二、宫腔粘连的诊断

宫腔粘连患者通常因经量减少、闭经、周期性腹痛、不孕等症状就诊。其诊断方法有以下几种。

1. 宫腔镜检查：能在直视下全面观察、评估宫腔形态、子宫内膜分布及损伤程度，了解粘连的性质、部位、程度和范围并进行粘连评分，是诊断宫腔粘连的准确方法，同时为预后评估提供参考依据，有条件应作为首选方法。

2. 子宫输卵管造影：可在无宫腔镜检查条件时选择，可同时了解宫腔形态及输卵管通畅情况，但对于子宫腔内病变（如宫腔粘连、子宫内膜息肉、黏膜下肌瘤及子宫畸形等）诊断的假阳性率高。

3. 宫腔声学造影：较单纯超声对宫腔形态学异常诊断的敏感度及特异度均提高，但与宫腔镜检查相比，其诊断的敏感度、特异度、阳性预测值均低，而且在宫腔完全闭锁或子宫颈粘连时应用受限。

4. 经阴道三维超声检查：可以显示子宫腔整体形态及子宫内膜连续性，能够测量子宫内膜厚度及内膜下血流，简单、无创伤、可多次重复实施。但与宫腔镜检查相比，其对无积血形成的周边型粘连诊断的敏感度低。

5. 磁共振检查：可分层评估子宫颈粘连时的宫腔上部情况，但价格昂贵。

三、宫腔粘连的治疗

宫腔粘连治疗目的是恢复宫腔解剖学形态及宫腔容积，治疗相关症状（不孕、疼痛等），预防再粘连形成，促进子宫内膜再生修复，恢复生育能力。无临床症状或虽有月经过少，但无生育要求，且无痛经或宫腔积血表现的患者，不需要手术治疗；对于不孕、反复流产、月经过少且有生育要求的患者，宫腔粘连分离手术可作为首选治疗手段，治疗原则是分离、切除瘢痕组织，恢复宫腔解剖学形态，有效保护残留子宫内膜。

四、宫腔粘连分离术后管理

宫腔粘连分离手术后预防再粘连的措施较多，主要有药物治疗、宫内植入支撑物、干细胞治疗、仿生物电刺激疗法。

1. 药物治疗有：①雌激素：是术后常规使用的促进内膜生长的药物，其可促进内膜增生、增加内膜血供，加速内膜修复，术后应用 2 ~ 4 mg/d 戊酸雌二醇（补佳乐）或等效雌激素口服 21 d，使用雌激素的最后 7 ~ 10 d 同时加用孕激素，共用 2 ~ 3 个月经周期；②生长激素：可以子宫内膜厚度及月经量增加，宫腔粘连再复发率降低，妊娠率提高；③促性腺激素释放激素激动剂（GnRH-a）：月经改善率升高、再粘连发生率降低，对于有雌激素使用禁忌证的患者可选用该方法治疗；④非激素类药物：阿司匹林、西地那非等血管活性药物可增加内膜厚度，改善内膜血供；阿司匹林推荐使用 75 mg/d；⑤中药：滋肾养膜方、助膜养宫汤、

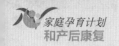
妇康口服液等中药汤剂对宫腔粘连的治疗有一定疗效。

2. 宫内植入支撑物包括宫内节育器、Foley 球囊、COOK 球囊、羊膜及其制品、透明质酸凝胶、医用几丁糖、氧化纤维素防粘连膜等，其作用均是在分黏术后内膜修复过程中将宫壁隔离开，起到支持作用，同时联合其他药物治疗可加速内膜修复再生。

3. 干细胞治疗：通过诱导干细胞到达子宫内膜或经子宫动脉注入干细胞有望成为宫腔粘连分黏术后内膜重建的新方法。

4. 仿生物电刺激疗法可通过低频电刺激肌肉、神经，使盆底肌肉收缩、舒张，从而达到加速盆腔血液循环目的，以增加子宫内膜血供，促进内膜修复。

五、宫腔粘连术后随访及生育选择

宫腔粘连术后宫腔再粘连一直是临床面临的难题，术后随访很有必要，一般推荐每月 1 次随访直至 3 个月，其后每 6 个月 1 次至 1 年，有条件可增加随访次数，随访内容包括月经周期及经期、月经量的评估、观察临床妊娠情况、妊娠结局和并发症。目前分离手术后进行宫腔镜二次探查术已达成共识，二次探查是为了明确宫腔形态、子宫内膜状态并排除影响妊娠的因素。多数推荐术后 2 ~ 3 个月进行宫腔形态的再次评估，也有学者推荐术后 1 周或 1 个月进行宫腔镜二次探查。

宫腔粘连治疗是为了恢复宫腔解剖学形态及宫腔容积，促进子宫内膜再生修复，恢复生育能力。对于未合并子宫腔以外的原因和男方因素的轻度宫腔粘连患者可尝试自然受孕或人工授精，而伴有子宫腔以外因素时应及早行辅助生殖技术治疗；中、重度宫腔粘连经治疗后若增殖晚期子宫内膜厚度达到 7 mm 以上时，可考虑辅助生殖技术治疗，虽然中、重度宫腔粘连患者分离手术后子宫内膜状态较术前有明显改善，但仍易出现由于反复种植失败或胎盘血液供应异常引起的妊娠期相关并发症。因此，孕期应加强监护，动态观察胚胎的生长、发育，及时处理相应的产科并发症。

第四章 辅助生殖

辅助生殖技术指在体外对配子和胚胎采用辅助医疗手段帮助不育夫妇受孕的技术，包括人工授精（AI）、体外受精-胚胎移植（IVF-ET）及其衍生技术等。

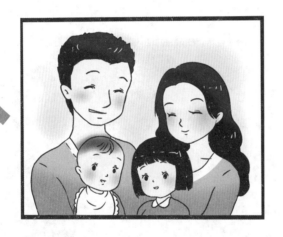

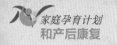
一、什么是辅助生殖技术，如何选择

辅助生殖技术指在体外对配子和胚胎采用辅助医疗手段帮助不育夫妇受孕的技术，包括人工授精（AI）、体外受精－胚胎移植（IVF-ET）及其衍生技术等。

人工授精是将精子通过非性交方式置入女性生殖道内，使精子与卵子自然结合受孕的方法。具备正常发育卵泡、正常范围的活动精子数目、健全的女性生殖道结构、至少一条通畅的输卵管的不孕（育）症夫妇可以实施人工授精治疗。包括夫精人工授精和供精（非配偶）人工授精。夫精人工授精适用于少精证、弱精症、精子在女性生殖道内运行障碍、性交障碍等；供精人工授精针对男方有遗传性疾病、无精症、夫妻间免疫不相容或特殊性血型者。

体外受精－胚胎移植（IVF-ET）是指从女性卵巢内取出卵子于培养皿内孵育，优选诱导获能处理的精子发生受精并孵育 3 ~ 5 天，发育成卵裂球或者囊胚后移植到宫腔内，经着床成功发育成胎儿，俗称"试管婴儿"。主要用于：输卵管性不孕症(如输卵管堵塞)、子宫内膜异位症、男性因素不育症（男性轻度弱精、少精症）、抗精子抗体阳性等免疫性不育、原因不明的不孕症、排卵异常、宫颈因素等，通过其他常规治疗无法妊娠者。

体外受精-胚胎移植（IVF-ET）衍生技术包括配子和胚胎冷冻、囊胚培养、ICSI（卵胞质内单精子注射）、IVM（卵母细胞体外成熟）、PGD/PGS（胚胎植入前遗传学诊断 / 筛查）等。ICSI（卵胞质内单精子注射）是直接将精子注射到卵子细胞质内，获得正常受精和卵裂过程，主要用于严重少、弱、畸精子症、不可逆的梗阻性无精子症、体外受精失败、精子顶体异常以及需行植入前胚胎遗传学诊断 / 筛查的患者夫妇。PGD/PGS（胚胎植入前遗传学诊断 / 筛查）是将体外受精第 3 ~ 5 天的胚胎或囊胚取部分滋养细胞或 1 ~ 2 个卵裂球,进行分子和细胞遗传学检测,检出异常核型和带致病基因的胚胎,将正常核型和基因的胚胎移植入母体从而获得健康后代;主要用于染色体病、单基因相关遗传病、性连锁遗传病、以及生育异常患儿可能的高风险人群等。配子移植技术是将男女生殖细胞取出,并经适当的体外处理后移植入女性体内的一类助孕技术,主要适于双侧输卵管梗阻、缺失或功能丧失者,现主要作为经济比较困难或者反复体外受精－胚胎移植失败患者的备选方案。

二、为什么要促排卵

辅助生殖技术的重要内容之一就是促排卵,最早期的体外受精－胚胎移植技术在自然周期进行,获卵少,可供移植的胚胎少,成功率很低,促排卵极大地改变了这种局面。促排卵指应用人类促性腺激素,使卵巢功能得到改善与增强,同一周期多卵泡同时发育和成熟,以获得更多高质量卵子,从而获得更多可供移植胚胎,提高妊娠率。目前常用促排卵药物有:①抗雌激素类:氯米芬;②芳香化酶抑制剂:来曲唑;③ Gn类:天然 Gn 包括尿源性人绝经促性腺激素(hMG)、尿源性人尿促卵泡素(uFSH)、尿源性人绒毛膜促性腺激素,基因重组 Gn 包括重组尿促卵泡素(rFSH)、重组促黄体生成素(rLH)、重组绒毛膜促性腺激素(rHCG);④促性腺激素释放激素类似物(GnRHa):包括 GnRH 激动剂(GnRH-a)和 GnRH 拮抗剂(GnRH-A)。

三、何时生育最佳

从妊娠不良结局和并发症两方面考虑,女性最佳生育年龄是25 ~ 29 岁。这一时期女性生育力最旺盛,子宫收缩力最好,难产机会

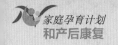

比较小。年龄过小，母体生理功能及器官发育欠成熟，产前检查不完善，胎盘营养缺乏易出现妊娠期高血压疾病、早产等，也可能因为骨盆发育不全导致难产。而生育年龄过大，妊娠期并发症如高血压、糖尿病、流产、早产、前置胎盘、死产、胎儿生长受限发生率明显增加，不良妊娠结局如低出生体重儿、巨大儿、新生儿死亡、先天畸形的发病风险上升。

男性最佳生育年龄：25～35岁。此年龄段男性身体健壮，精力充沛，精子质量最好，伴随年龄的增加，与男性相关的染色体疾病增加，有研究发现高龄父亲似乎会增加自发性流产、某些常染色体显性遗传病、自闭症谱系疾病以及精神分裂症等的风险。